# 常见疾病中医辨证诊治

主编 李志刚 王 滨 王立瑞

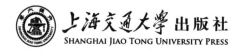

上海交通大学出版社
SHANGHAI JIAO TONG UNIVERSITY PRESS

## 内容提要

本书紧密结合临床，详细介绍了常见疾病的中医辨证诊治，以疾病的生理病理、病因、发病机制、临床表现、辅助检查方法、诊断标准、鉴别诊断、治疗及预后等为条例叙述，内容重点放在疾病的诊断与治疗上，旨在强调本书的临床实用价值，为临床工作提供参考，以起到提高常见疾病中医辨证诊治的目的。

**图书在版编目（CIP）数据**

常见疾病中医辨证诊治 / 李志刚，王滨，王立瑞主编. -- 上海：上海交通大学出版社，2023.12
ISBN 978-7-313-28970-4

Ⅰ. ①常⋯ Ⅱ. ①李⋯ ②王⋯ ③王⋯ Ⅲ. ①常见病－辨证论治 Ⅳ. ①R241

中国国家版本馆CIP数据核字（2023）第116253号

## 常见疾病中医辨证诊治
CHANGJIAN JIBING ZHONGYI BIANZHENG ZHENZHI

主　　编：李志刚　王　滨　王立瑞
出版发行：上海交通大学出版社
邮政编码：200030
印　　制：广东虎彩云印刷有限公司
开　　本：710mm×1000mm 1/16
字　　数：217千字
版　　次：2023年12月第1版
书　　号：ISBN 978-7-313-28970-4
定　　价：198.00元

地　　址：上海市番禺路951号
电　　话：021-64071208

经　　销：全国新华书店
印　　张：12.5
插　　页：2
印　　次：2023年12月第1次印刷

# 编委会

## 主 编

李志刚　王 滨　王立瑞

## 副主编

张晓蕾　崔传峰　刘莎莎

## 编 委（按姓氏笔画排序）

王 滨（山东省邹平市中医院）

王立瑞（山东省邹平市中医院）

王继平（山东省邹平市中医院）

刘莎莎（山东省邹平市中医院）

李志刚（山东省邹平市中医院）

张晓蕾（山东省邹平市中医院）

崔传峰（山东省邹平市中医院）

# 主编简介

## 李志刚

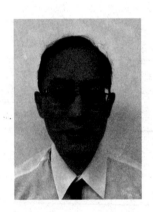

　　毕业于陕西中医药大学中西医结合专业，现就职于山东省邹平市中医院，现任山东省中西医结合学会慢病防治与管理专业委员会常委，山东省中医药学会糖尿病专业委员会委员，滨州市医学会内分泌专业学会委员。擅长常见内分泌疾病的中西医诊疗。曾多次获邹平市"优秀医师"等荣誉称号。

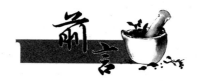

辨证论治是中医学的特点之一，但由于中医的证在定性和定量方面存有相当的模糊性，以至于不少人认为中医的辨证论治灵活无边，造成了人们对中医学科学性的怀疑，或多或少地影响了中医学的发展。随着现代医学的不断进步，中医学亦迫切需要不断丰富和更新自己的理论体系，以适应时代的发展和医患的需要。

早在张仲景时期，辨病的诊治体系就已确立，并将辨病与辨证列于同等重要的地位。但由于历史条件的限制，加之提出的辨病体系也过于宏观，因而辨病体系未能得到充分的认识和发展。辨病是对疾病发生发展全过程的纵向认识，它有助于抓住贯穿于整个疾病发展过程中的基本病理变化规律；辨证则是对疾病发展过程中某一阶段的横断面的认识，它有助于抓住疾病在某一阶段的病理变化特点。每个疾病的演变都有其内在的规律性，尽管在演变过程中可出现许多不同的证，但这些证总是受到疾病根本矛盾的制约和影响。不同的疾病虽也可出现相同的证，但这些相同的证也同样受着各个不同疾病的基本病理变化的制约和影响。所以，所谓"同病异证"只是在"同"的基础上的"异"，"异病同证"也只是在"异"的基础上的"同"。因此，临床不仅要"同病异治"或"异病同治"，更重要的是把握每个疾病的自身规律而"异病异治"。有感于此，我们编写了这本《常见疾病中医辨证诊治》。

本书首先介绍了中医辨证体系，其余章节按肝胆系病证、气血津液病证、肢体经络病证和肛肠疾病依次展开论述，各个病证分设病因病机、治疗原则、分型证治、转归预后等栏目。本书以辨证论治为重点，围绕人体生理、病理，以及内科疾病的诊断和防治进行剖析，证治方药尽量选用临证切实可行、中医优势明显的方药。本书内容丰富，通俗易懂，具有很强的实用性和可操作性，适合广大基层中医工作者以及中医院校在校学生阅读参考。

由于编者水平有限，时间仓促，本书一定存在着缺点和不足，敬请广大读者见谅，并诚望同道予以指正。

《常见疾病中医辨证诊治》编委会

2023 年 3 月

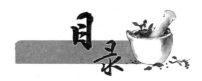

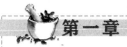

# 第一章

# 中医辨证体系

## 第一节 八纲辨证

八纲是指表、里、寒、热、虚、实、阴、阳八种辨证纲领。它们根据四诊所收集的资料,经过分析和综合,以概括病变的类别、部位、性质及邪正盛衰等方面情况,从而归纳为阴证、阳证、表证、里证、寒证、热证、虚证、实证八类基本证候。

八纲辨证是概括性的辨证纲领,是分析疾病共性的辨证方法,是各种辨证的总纲。因为任何一种疾病,从类别上,可分为阴证和阳证;从病位上,可分为表证和里证;从病性上,可分为寒证和热证;从邪正盛衰,又可分为实证和虚证。尽管疾病的临床表现错综复杂,但基本上都可以用八纲来加以归纳,找出疾病之关键,掌握要领,从而确立治疗护理原则。所以,运用八纲辨证可起到执简驭繁的作用。

### 一、表里辨证

表里是辨别病变部位、病情轻重和病势趋向的两个纲领,在外感病辨证中有重要意义。人体的皮毛、肌腠、经络在外,属表;五脏六腑在内,属里。外邪犯表,多在疾病的初起阶段,一般比较轻浅;脏腑受病,多为病邪入里,一般比较深重。

#### (一)表证

表证是指外感邪气经皮毛、口鼻侵入机体所致病位表浅的证候。表证多具有起病急、病程短、病位浅的特点。

1.证候表现

发热恶寒或恶风,舌苔薄,脉浮为主,常兼见头身痛、鼻塞流涕、咳嗽等症状。

2.证候分析

邪气从皮毛、口鼻侵入，阻遏卫气的正常宣发，郁而发热，导致卫气的温煦功能失常，故恶寒或恶风。邪气郁滞经络，气血流行不畅，致头身疼痛。肺主皮毛，鼻为肺窍，邪气从皮毛、口鼻而入，肺失宣肃，故鼻塞、流涕、咳嗽。打喷嚏、咽喉痒痛诸证常并见。邪未入里，舌象尚无明显变化，常出现薄白苔。外邪袭表，正气奋起抗邪，脉气鼓动于外，故脉浮。

(二)里证

里证泛指疾病深入脏腑、气血、骨髓所表现的证候。里证与表证相对而言，其范围非常广泛，即所谓"非表即里"。里证多见外感病的中、后期阶段，或见于内伤杂病之中，具有病位较深、病情较重、病程较长的基本特征。

1.证候表现

里证病因复杂，病位广泛，症状繁多，以或寒或热、或虚或实的形式出现。常见症状有壮热恶热或微热潮热，烦躁神昏，口渴引饮；或畏寒肢冷，蜷卧神疲，口淡多涎；大便秘结，小便短赤或大便溏泄，小便清长；腹痛呕恶，苔厚脉沉。

2.证候分析

里证的形成原因有三种情况。①外邪袭表，表证不解，病邪传里，形成里证；②外邪直接侵犯脏腑、气血、骨髓而成，即所谓"直中"为病；③情志内伤、饮食劳倦等因素，直接损伤脏腑气血；或脏腑气血功能紊乱而致。以上所列仅是寒热虚实各里证中可能出现的一些常见脉症。就热型与寒象而言，里证当是但热不寒或但寒不热，热可以是壮热恶热、微热潮热；寒象表现为畏寒，得衣被可以缓解。苔厚、脉沉为疾病内在之征等。

二、寒热辨证

寒热是辨别疾病性质的两个纲领，寒热是阴阳偏盛偏衰的具体表现。辨寒热就是辨阴阳之盛衰。辨别疾病性质的寒热，是治疗时的依据之一，如《素问·至真要大论》中即有"寒者热之""热者寒之"之法。

(一)寒证

寒证是指感受寒邪，或阳虚阴盛，导致机体功能活动抑制或衰减所表现的具有冷、凉特点的证候。因寒证的病因与病位不同，又有不同证型。如感受寒邪，或侵犯肌表，或直中内脏，故有表寒、里寒之别。即使同为里寒，或为寒邪入侵，或自身阳虚，又有实寒、虚寒之分。

1.证候表现

恶寒或畏寒喜暖,口淡不渴,面色苍白,肢冷蜷卧,小便清长,大便稀溏,舌淡苔白而润滑,脉迟或紧等。

2.证候分析

阳气不足或为外寒所伤,不能发挥其温煦形体的作用,故见形寒肢冷,蜷卧,面色苍白。阴寒内盛,津液不伤,所以口淡不渴。寒邪伤脾,或脾阳久虚,则运化失司而见大便稀溏。寒湿内生舌淡苔白而润滑。阳气虚弱,鼓动血脉无力故脉迟;寒主收引,脉道收缩而拘急,故见紧脉。

**(二)热证**

热证是指感受热邪或阳盛阴伤,导致机体的功能活动亢进所表现出的具有温、热特点的证候。根据热证病因与病位的不同,亦可有不同证型。如外感热邪或热邪入里,便有表热、里热之别。里热或为实热之邪入侵,或自身阴虚阳亢,故又有实热、虚热之分。

1.证候表现

发热喜凉,口渴喜冷饮,面红目赤,烦躁不宁,痰涕黄稠,大便秘结,小便短赤,舌红苔黄而干,脉数等。

2.证候分析

阳热偏盛,则发热喜冷。火热伤阴,津液被耗,故小便短赤,津伤则引水自救,故口渴喜冷饮。火性炎上见面红目赤。热扰心神,则烦躁不宁。津液被阳热煎熬,则痰涕等分泌物黄稠。肠热津亏,传导失司,见大便秘结。舌红苔黄为热象,舌干少津为热灼津伤;阳热亢盛,血行加速故脉数。

**三、虚实辨证**

虚实是用以概括和辨别正气强弱和邪气盛衰的两个纲领。实证主要取决于邪气盛方面,而虚证则主要取决于正气虚方面,即"邪气盛则实,精气夺则虚"(《素问·通评虚实论》)。辨别疾病属虚属实,是治疗时确定扶正或祛邪的主要依据。

**(一)虚证**

虚证是指人体的正气不足,脏腑功能衰退所表现的证候,多见于素体虚弱,后天失调,或久病、重病之后。

1.证候表现

虚证的临床证候极不一致,各脏腑虚证的表现更是各不相同,故很难用几个症状全面概括。临床一般以久病、势缓者多虚证,耗损过多者多虚证,体质素弱者多虚证。

2.证候分析

虚证可由先天不足所致,但主要是因后天失调和疾病耗损产生,如饮食不调,营血生化乏源;思虑太过、悲哀卒恐、过度劳倦等,耗损气血营阴;房事不节,耗损肾精元气;久病失治、误治,损伤正气;大吐、大泻、大汗、出血、失精等,使阴液气血耗损等,均可形成虚证。

**(二)实证**

实证是指邪气过盛或体内病理产物堆积、脏腑功能亢盛,正邪交争剧烈所表现出来的证候。

1.证候表现

由于病因不同,实证的表现亦不太一致。常见发热,腹胀痛拒按,胸闷,烦躁,甚至神昏谵语,呼吸气粗,痰涎壅盛,大便秘结,或下利,里急后重,小便不利,淋沥涩痛,脉实有力,舌质苍老,舌苔厚腻等。

2.证候分析

实证的成因有两个方面。①风寒暑湿燥火、疫疠以及虫毒等邪气侵入人体的初期和中期,邪气壅盛而正气未虚,邪正斗争剧烈,形成实证;②由于脏腑功能失调,以致痰、饮、水、湿、瘀血、食积、虫积、脓等有形病理产物停留于体内而成。

阳热亢盛,邪正交争,故发热;实邪扰心,或蒙蔽心神,故烦躁甚则神昏谵语;邪阻于肺,宣降失常而胸闷、喘息气粗。痰盛者见痰声辘辘。实邪积肠胃则腑气不通,大便秘结,腹胀满痛拒按。湿热下攻,可见下痢里急后重;水湿内停,气化不得,小便不利。湿热下注膀胱,小便淋沥涩痛。邪正相争,搏击于血脉,故脉盛有力。湿热蒸腾于舌面则舌苔多厚腻。

**四、阴阳辨证**

阴阳是八纲的总纲,它可以概括其他三对纲领,即表、热、实属阳;里、寒、虚属阴。因此可以说,尽管病症千变万化,但总括起来又不外乎阴证和阳证两大类。阴阳可概括病证性质,大之可以概括整个病情,小之可以用于对所出现症状的分析。

**(一)阴证**

凡具有抑制、沉静、衰退、晦暗等特点,以及症状表现于内、向下、不易发现的,或病邪性质为阴邪致病、病情变化较慢等的证候,均属阴证范畴。如里证、寒证、虚证即属此范畴。

**1.证候表现**

不同的疾病,表现出的阴证证候不尽相同,各有侧重。其特征性表现主要有面色苍白或黯淡,精神萎靡,倦怠乏力,畏冷肢凉,倦怠无力,语声低怯,食欲缺乏,口淡不渴,小便清长或短少,大便溏泄气腥,舌淡胖嫩,脉沉迟、微弱细。

**2.证候分析**

面色苍白或黯淡,精神萎靡,乏力,声低等是虚证的表现。畏冷肢凉,口淡不渴,大便溏,小便清长等是里寒的表现。舌淡胖嫩,脉沉迟,弱细均为虚寒之症。

**(二)阳证**

凡具有兴奋、躁动、亢进、明亮等特点,以及症状表现于外、向上、容易发现的,或病邪性质为阳邪致病、病情变化较快等的证候,均属阳证范畴。如表证、热证、实证即属此范畴。

**1.证候表现**

不同的疾病,表现出的阳证证候不尽相同,各有侧重。其特征性表现主要有面色赤,恶寒发热,肌肤灼热,烦躁不安,语声高亢,呼吸气粗,喘促痰鸣,口干渴饮,小便短赤涩痛,大便秘结奇臭,舌红绛,苔黄黑生芒刺,脉浮数、洪大、滑实。

**2.证候分析**

阳证是表证、热证、实证的概括。恶寒发热并见是表证的特征。面色红赤,神烦躁动,肌肤灼热,口干渴饮为热证的表现。语声高亢,呼吸气粗,喘促痰鸣,大便秘结等是实证的表现。舌质红绛,苔黄黑起刺,脉浮数洪大滑实均为实热之症。

**(三)亡阴证**

亡阴证是指阴液大量耗损而欲竭所表现的危重证候。

**1.证候表现**

汗出而黏,呼吸短促,身热,手足温,烦躁不安,渴喜冷饮,面色潮红,唇干舌燥,小便极少,舌红而干,脉细数无力。

**2.证候分析**

亡阴是在久病阴液亏虚的基础上进一步发展而成;或因高热伤阴、大汗不止、剧烈吐泻、大量出血、严重烧伤而使阴液暴伤。阴液耗竭,失于濡润,阴竭则阳亢,故渴喜冷饮,身热,面色潮红,唇干舌燥。津液失化源故小便极少。阴虚内热,则身热肢暖,虚热上扰则烦躁不安。舌红干,脉细数无力为津枯虚热之症。

（四）亡阳证

亡阳证是指体内阳气极度衰微而欲脱所表现的危重证候。

1.证候表现

大汗淋漓,面色苍白,精神淡漠,身冷恶寒,手足厥逆,气息微弱,口不渴或渴喜热饮,舌淡,脉微欲绝。

2.证候分析

亡阳一般是在阳气虚衰的基础上进一步恶化而成;也可因阴寒之邪极盛而致阳气暴伤;或因大汗、剧烈吐泻、大出血等致阳随阴脱;或因中毒、严重外伤、瘀痰阻塞心窍等而使阳气暴脱。亡阳发生在各种原因所致的阳气虚弱以致亡脱的阶段。阳虚固摄无权,故腠理开而汗大出,汗冷味淡,此为亡阳主症。阳虚则寒,故身冷恶寒、手足厥冷。人体功能活动低下,则见精神淡漠,气息微弱。口淡,舌淡白,脉微欲绝均为阳微虚寒之症。

亡阴可迅速导致亡阳,亡阳后亦可出现亡阴,只不过其先后、主次不同而已。为此,在临床上应分别亡阴、亡阳的主次矛盾,才能达到及时、正确的抢救目的。

# 第二节　脏腑辨证

脏腑辨证是根据脏腑的生理功能、病理表现,结合八纲、病因、气血等理论,通过四诊收集病情资料,对疾病的证候进行分析和归纳,借以推究其病机,判断病位、病性及正邪盛衰状况的一种辨证方法。这是中医临床辨证方法中的重要组成部分。

## 一、心与小肠病辨证

心的病变主要反映在心脏本身及其主血脉功能的失常,心神的意识思维等精神活动的异常。临床以心悸、怔忡、心痛、心烦、失眠、多梦、健忘、神昏、神志错乱、脉结或代或促等为心病的常见症。此外,某些舌体病变,如舌痛、舌疮等,亦常责之于心。

心病的证候有虚实之分。虚证多由思虑劳神太过,或先天不足,脏气虚弱,久病伤心,导致心血虚、心阴虚、心气虚、心阳虚、心阳虚脱等证;实证多由痰阻、火扰、寒凝、气郁、瘀血等原因,导致心火亢盛、心脉痹阻、痰蒙心神、痰火扰神等证。

小肠与心相表里,其病变多因寒、热、湿热等邪侵袭,或饮食所伤,或虫体寄生等所致,主要反映在清浊不分,转输障碍等方面,导致小便失常,大便溏泄等。常见腹胀、肠鸣、腹痛、腹泻等症状,可分为小肠实热、寒滞肠道、肠道气滞、饮留肠道等证。

**(一)心气虚证**

心气虚证是指心气不足,鼓动无力,以心悸、神疲及气虚症状为主要表现的虚弱证候。

1.证候表现

心悸,胸闷气短,活动后加重,神疲乏力,或有自汗,面色淡白,舌淡,脉虚。

2.证候分析

凡禀赋不足,年老体衰,久病或劳心过度均可引起此证。心气虚弱,鼓动无力,则心悸;心气不足,胸中宗气运转无力则胸闷气短;劳累耗气,故稍事活动后症情加重;气虚卫外不固则自汗;气虚血运无力不能上荣则面色淡白,舌淡;血行失其鼓动则脉虚。

本证以心悸、神疲与气虚症状共见为辨证要点。

**(二)心阳虚证**

心阳虚证是指心的阳气虚衰,温运无力,虚寒内生,以心悸怔忡、心胸憋闷及阳虚症状为主要表现的虚寒证候。

1.证候表现

心悸怔忡,心胸憋闷或痛,气短,自汗,畏寒肢冷,神疲乏力,面色㿠白,或面唇青紫,舌质淡胖或紫黯,苔白滑,脉弱或结代。

2.证候分析

本证常由心气虚证进一步发展,或由其他脏腑病证波及心阳而成。心阳虚衰则推动无力,阳失温煦则虚寒内生。

心阳虚衰,鼓动、温运无力,心动失常,故轻则心悸,重则为怔忡;心阳虚弱,宗气衰少,胸阳不振,故心胸憋闷、气短;温运血行无力,心脉痹阻不通,则见心胸疼痛;阳虚则阴寒内生,温煦失职,故见畏寒肢冷;阳虚卫外不固,则见自汗;温运乏力,血脉失充,寒凝而血行不畅,故见面色㿠白或面唇青紫,舌质紫黯,脉结代而弱;舌质淡胖,苔白滑,为阳虚寒盛,水湿不化之象。

本证以心悸怔忡、心胸憋闷及阳虚症状共见为辨证要点。

**(三)心阳暴脱证**

心阳暴脱证是指阴阳相离,心阳散越,以心悸胸痛、冷汗、肢厥、脉微为主要表现的危重证候。

1.证候表现

在心阳虚证基础上,突然冷汗淋漓,四肢厥冷,呼吸微弱,面色苍白,神志模糊或昏迷,或心悸、心痛剧烈,唇舌青紫,脉微欲绝。

2.证候分析

本证常是心阳虚证进一步发展的结果;亦可由寒邪暴伤心阳,或痰瘀阻塞心脉引起;还可因失血亡津,气无所依,心阳随之外脱而成。心阳衰败而暴脱,阳不制阴,则冷汗淋漓;不能温煦肢体故四肢厥冷。心阳衰,宗气骤泄,故呼吸微弱。阳气外亡,无力推动血行致络脉瘀滞,不得外荣肌肤,故面色苍白;心神涣散,则神志模糊,甚则昏迷;阳衰寒凝,血运不畅,瘀阻心脉,则见心胸剧痛,口唇青紫;脉微欲绝,为阳气外亡之症。

本证以心悸胸痛、冷汗、肢厥、脉微等表现为辨证要点。

**(四)心血虚证**

心血虚证是指血液亏虚,心与心神失于濡养,以心悸、失眠、多梦及血虚症状为主要表现的虚弱证候。

1.证候表现

心悸,头晕眼花,失眠,多梦,健忘,面色淡白或萎黄,唇舌色淡,脉细。

2.证候分析

本证常因久病耗损阴血,或失血过多,或阴血生成不足,或情志不遂,气火内郁,暗耗阴血等所致。心阴血不足,心失所养,故出现心悸,健忘,失眠多梦。心血虚时,不能上荣充盈于头,故出现眩晕,面色淡白,唇舌色淡,脉细。

本证以有久病、失血等病史,以心悸、失眠、多梦与血虚症状共见为辨证要点。

**(五)心阴虚**

心阴虚是指阴液亏损,心与心神失养,虚热内扰,以心烦、心悸、失眠及阴虚症状为主要表现的虚热证候。

1.证候表现

心烦,心悸,失眠,多梦,口咽干燥,形体消瘦,颧红,潮热,五心烦热,盗汗,舌红少津,脉细数。

2.证候分析

本证多因思虑劳神过度,暗耗心阴;或因温热火邪,灼伤心阴;或因肝肾等脏阴亏,累于心所致。阴液亏少,心失濡养,心动失常,故见心悸;心神失养,虚火扰神,神不守舍,则见心烦不宁、失眠、多梦;阴虚失润,不能制阳,故口燥咽干,形体消瘦;手足心热,午后潮热,盗汗,颧红,舌红少津,脉细数等,均为阴虚内热之象。

本证以心烦、心悸、失眠等与阴虚症状共见为辨证要点。

**(六)心火炽盛证**

心火炽盛证是指心火炽盛,扰乱心神,迫血妄行,上炎口舌,热邪下移,以发热、心烦、吐衄、舌赤生疮、小便赤涩灼痛等为主要表现的实热证候。

1.证候表现

心胸烦热,失眠,面赤口渴,舌尖红赤,苔黄,脉数;或见口舌生疮,舌体糜烂疼痛,或吐血衄血,甚或狂躁、谵语等。

2.证候分析

凡五志、六淫化火,或劳倦,进食辛辣厚味,均可引起此证。心火炽盛,内扰心神,轻者为心胸烦热,失眠;重者见狂躁,谵语。心火炽盛,灼伤津液,则见口渴,尿黄,便秘。心火上炎,故其舌体糜烂疼痛,或见口舌生疮,舌尖红赤。心火下移小肠,则小便赤涩灼痛。心火炽盛,灼伤络脉,迫血妄行,故见吐衄。苔黄,脉数有力等实热之象。

本证以心及舌、脉等相关组织出现实火内炽的症状为辨证要点。

**(七)心血瘀阻证**

心血瘀阻证是指瘀血、痰浊等阻滞心脉,以心悸怔忡、胸闷、心痛为主要表现的证候。

1.证候表现

心悸,怔忡,心胸憋闷或刺痛,痛引肩背内臂,时发时止,舌质紫黯或见瘀点瘀斑,脉细涩或结代;重者暴痛欲绝,口唇青紫,肢厥神昏,脉微欲绝。

2.证候分析

本证常由正气亏虚,阳气不足,血液运行无力使瘀血内阻或痰浊停聚,而致心脉痹阻,常因情绪激动、劳累、受寒凉或过食肥甘、饮酒而诱发或加重。心阳不振,体内气血运行不畅致心脉痹阻,故可见心悸,怔忡,心胸憋闷或有刺痛。手少阴心经循肩背而行,故能引肩背内臂疼痛。心血瘀阻,故见面唇青紫,舌紫黯或见瘀斑、瘀点,脉细涩或结代。心阳暴绝,血脉凝滞不通,故心暴痛,见口唇青紫,甚至神昏,脉微欲绝。

本证一般以胸部憋闷疼痛、痛引肩背内臂、时发时止为辨证要点。

**(八)小肠实热证**

小肠实热证是指小肠里热炽盛,津液受伤,以小便赤涩灼痛为主要表现的证候。

1.证候表现

心烦口渴,口舌生疮,小便赤涩、尿道灼痛或尿血,舌红苔黄,脉数。

2.证候分析

本证多因心热下移小肠,灼伤津液所致。心火内盛,热扰心神则心烦;热盛伤津则口渴;心与小肠相表里,心热下移于小肠,故小便赤涩、尿道灼痛;热甚灼伤阴络则可见尿血;舌红苔黄,脉数为里热之象。

本证以心火热炽及小便赤涩灼痛为辨证要点。

**二、肺与大肠病辨证**

肺的病变主要表现在呼吸功能失常,宣降功能失调,通调水道、输布津液失职,以及卫外功能不固等方面。临床以咳嗽、气喘、咳痰、胸痛、咽喉痒痛、声音变异、鼻塞流涕、水肿等为肺病常见症,其中以咳喘最为多见。

肺的病证有虚实之分,肺为娇脏,易感外邪,风、寒、燥、热等邪气侵袭或痰湿阻肺而成风寒束肺、风热犯肺、燥邪犯肺、痰热壅肺、痰湿阻肺等肺之实证;虚证则多见于肺气虚和肺阴虚。

大肠与肺相表里,其病变主要反映在大便传导功能失常,常见便秘、腹泻、便下脓血、腹痛及腹泻等症,常见有大肠实热、大肠液亏和大肠热结证。

**(一)风寒束肺证**

风寒束肺证是指风寒外束,肺卫失宣所表现出来的证候。

1.证候表现

咳嗽气喘,痰稀色白,鼻塞流清涕,或恶寒发热,无汗,头身疼痛,舌苔薄白,脉浮紧。

2.证候分析

本证以咳嗽兼见风寒表证为辨证要点。风寒袭肺,肺失宣降,肺气上逆则咳嗽;寒属阴,故痰液稀薄而色白;鼻为肺窍,喉为门户,今肺失宣降,故有鼻塞流清涕,咽痒;邪客肺卫,卫气郁遏则恶寒;正气抗邪,邪正交争则发热;毛窍郁闭则无汗;苔薄脉浮紧,为风寒束表之征。

**(二)风热犯肺证**

风热犯肺证是指风热之邪侵犯肺卫所表现出的证候。

1.证候表现

咳嗽,咳吐黄稠痰而不爽,恶风发热,口渴咽干痛,目赤头痛,鼻流黄涕,舌尖红,苔薄黄,脉浮数。

2.证候分析

风热犯肺,肺失清肃、宣降之功,则出现咳嗽;风热灼肺津,则痰浊、黄稠而不爽;肺卫受邪,卫阳抗邪则发热;卫气被郁,故微恶风寒;咽喉为肺之门户,风热上壅,故见口渴,咽喉干痛;肺开窍于鼻,肺气不宣,鼻窍不利,津液为风热所灼,故见鼻流黄浊涕;肺为华盖,其位在上,而舌尖常候上焦病变,今肺为风热侵袭,故见舌尖红;目赤身痛,苔薄黄,脉浮数,皆为风热犯肺之征。

本证以咳嗽与风热表证共见为辨证要点。

**(三)燥邪犯肺证**

燥邪犯肺证是指燥邪侵犯肺卫所表现出的证候。

1.证候表现

干咳无痰或痰少而黏,不易咳出,唇舌口鼻咽干燥,或身热恶寒,胸痛咯血,舌干红,苔白或黄,脉浮数或细数。

2.证候分析

燥邪犯肺,耗伤肺津,津亏液少,肺失滋润,清肃失职,故见干咳无痰或痰少而黏,不易咳出;燥伤肺津,津液不布,则唇口舌干,鼻咽喉干燥;肺气通于皮毛,肺为燥邪所袭,肺卫失宣,故身热恶寒,脉浮;燥邪化火,灼伤肺络,故胸痛咯血;燥邪伤津,津伤阳亢,故唇舌干红;燥邪袭表则苔白;燥热伤肺则苔黄、脉浮数或细数。

本证以肺系症状表现干燥少津为辨证要点。

**(四)痰热壅肺证**

痰热壅肺证是指热邪夹痰内壅于肺所表现出的实热证候。

1.证候表现

咳嗽气喘,呼吸急促甚则鼻翼翕动,咳痰黄稠或痰中带血,或咳脓血痰有腥臭味,发热,胸痛,烦躁不安,口渴,小便黄,大便秘结,舌红苔黄腻,脉滑数。

2.证候分析

温热之邪外袭,热邪壅肺,煎熬津液成痰,痰热郁阻,肺气不利,宣降失常,故见咳喘,呼吸气促,鼻翼翕动,痰黄稠;痰热阻滞肺络则胸痛,血败肉腐化脓,则咳吐浓血腥臭痰;热邪郁遏于里,肺热炽盛,痰热内灼阴津,故身热口渴,小便黄,大便秘结;痰热内扰心神,则烦躁不宁;舌红苔黄腻,脉滑数,皆为痰热内壅之征。

本证以咳痰黄稠,痰多咳喘为辨证要点。

**(五)痰湿阻肺证**

痰湿阻肺证是指由痰湿阻滞于肺而表现出的证候。

1.证候表现

咳嗽痰多,色白而黏容易咳出,胸部满闷或见气喘,喉中痰鸣,舌淡苔白腻,脉滑。

2.证候分析

本证多因久咳伤肺,肺不布津,水湿停聚而成为痰湿;或由脾虚生湿,输布失常,水湿凝聚为痰,上渍于肺;或感受寒邪,肺失宣降,水液停聚而为痰湿所致。痰湿阻肺,肺气上逆,故有咳嗽痰多,痰黏易咳出;痰湿阻滞气道,肺气不利影响气机升降,则见胸部满闷,甚则气喘痰鸣;舌淡苔白腻,脉滑,皆为痰湿内阻之征。

本证以咳嗽痰多,质黏、色白、易咳出为辨证要点。

**(六)肺气虚证**

肺气虚证是指肺气不足所表现出的证候。

1.证候表现

咳喘无力,动则气短,面色㿠白无华,体倦乏力,声音低微,痰清稀,或有自汗畏风,易于感冒,舌淡,脉虚弱。

2.证候分析

本证多因久咳、久喘,或禀赋不足,或由他脏变化影响及肺所致,肺气亏虚,宗气生化不足,故咳喘无力,动则气急;气虚功能低下,故气短,声低,自汗,面色㿠白无华;气虚卫外不固,腠理不密,防御功能降低,故易受外邪侵袭而常患感冒;肺为水之上源,今肺气虚,其输布水液功能相应减弱,水液停聚于肺,故见痰多而质清稀;面色无华,体倦乏力,声低,舌淡,脉虚,均为肺气虚之征。

本证以咳喘无力,气少不足以息和全身功能活动减弱为辨证要点。

**(七)肺阴虚证**

肺阴虚证是指肺阴不足,虚热内生所表现出的证候。

1.证候表现

干咳无痰,或痰少而黏稠,或咳痰带血,口干咽燥,声音嘶哑,形体消瘦,潮热,颧红,五心烦热,盗汗,舌红少津,脉细数。

2.证候分析

本证多因久咳伤阴或痨虫袭肺,邪热恋肺、耗伤肺阴所致。肺阴不足,虚火内灼,肺为热蒸,气机上逆,则为咳嗽;肺津为热灼,炼液成痰,故其痰量少而质黏稠;虚火灼伤肺络,则痰中带血;津液耗伤不能上润于咽喉,故见口干咽燥;虚火内炽则午后潮热、五心烦热;热扰营阴则盗汗;虚热上炎则颧红;舌红少津,脉细数,均为阴虚火旺之征。

本证以肺病常见症状和阴虚内热证共见为辨证要点。

**(八)大肠湿热证**

大肠湿热证是指湿热蕴结于大肠所表现出的证候。

1.证候表现

腹痛,泄泻秽浊,或有下痢脓血,里急后重,肛门灼热,口渴,小便短赤,舌红苔黄腻,脉滑数。

2.证候分析

本证多因饮食不节,嗜食肥甘厚味,或进食不洁之物,导致暑湿热毒侵犯肠胃所致。湿热蕴结于大肠,胶结不解,壅阻气机,传导失常,故见腹痛,里急后重;湿热熏灼肠道,脉络损伤,血腐成脓,故见下痢脓血;湿热下注大肠,传导失职,则泄泻秽浊,肛门灼热;发热口渴,舌红苔黄腻,脉滑数,均为湿热内结之征。

本证以腹痛,排便次数增多,或下痢脓血,或下黄色稀水为辨证要点。

**(九)大肠液亏证**

大肠液亏证是指大肠津亏液少所表现出来的证候。

1.证候表现

大便干燥难于排出,舌唇干燥,咽干口臭,头晕,舌红少津,脉细。

2.证候分析

本证多由于热病后,或汗吐下后,导致大肠液亏所致。肠道无津以润,以致粪便在肠道中涩滞难下;阴伤于内,故口唇及咽部失润而见干燥;大便日久不下,浊气不得下泄而上逆,故见口臭头晕;阴津不足,虚火上扰,故有舌红少津;阴液不足,脉道不充,则脉细。

### 三、脾与胃病辨证

脾的病变主要以运化、升清功能失职,致使水谷、水液不运,消化功能减退,水湿潴留,化源不足,以及脾不摄血,清阳不升为主要病理改变。临床常见腹胀腹痛,纳少,便溏,水肿,困重,内脏下垂,慢性出血等症。常见证候有脾气虚、脾阳虚、脾气下陷、脾不统血、寒湿困脾、湿热蕴脾等证。

胃与脾相表里,其病变主要反映在受纳腐熟功能障碍,及胃气上逆,常见纳食异常,胃脘痞胀疼痛,恶心呕吐,嗳气,呃逆等症。常见胃气虚、胃阴虚、胃火炽盛、食滞胃脘等证。

#### (一)脾气虚证

脾气虚证是指脾气不足,失其健运而出现的证候。

1.证候表现

食少纳呆,口淡无味,脘腹胀满,便溏,面色萎黄,少气懒言,四肢倦怠消瘦,舌淡,边有齿痕,苔白,脉缓弱。

2.证候分析

本证多因饮食不节或饮食失调,或过度劳倦,或其他疾病影响,损伤脾气所致。脾气虚,运化失常,故食少纳呆,口淡无味;脾虚失运,消化迟缓,食后脾气反为所困,故食后腹胀愈甚;脾虚生湿,水湿不化,清浊不分,水谷齐下,并走肠中,故有便溏;脾虚食少,精微不布,气血生化之源匮乏,不荣润于面,则面色萎黄;肌体失于奉养,则少气懒言,四肢倦怠,消瘦;舌边有齿痕,脉缓弱等,皆为脾气亏虚、气血不足之征。

本证以运化功能减退和气虚证共见为辨证要点。

#### (二)脾阳虚证

脾阳虚证是指脾阳虚衰,阴寒内盛所表现出的证候。

1.证候表现

纳呆食少,脘腹胀满冷痛,喜温喜按,畏寒肢冷,面色萎黄,口淡不渴,或肢体困重,或周身水肿,大便溏薄清稀,或白带量多质稀,舌质淡胖,苔白滑,脉沉迟无力。

2.证候分析

本证多因脾气虚日久,损伤脾阳所致;或因过食生冷、过用寒凉药物;或命门火衰,火不暖土所致,脾阳虚衰,运化减弱,故见食少纳呆,脘腹胀满;中阳不振,虚寒内生,寒凝气滞,故腹中冷痛,喜温喜按;阳虚阴盛,温煦失职,故有畏寒肢冷;中阳不运,水湿内盛,水湿流注肠中,故便溏清稀;水湿泛溢肌肤,故周身水肿;水湿渗注于下,故白带清稀量多;舌淡胖、苔白滑,脉沉迟无力,均为脾阳虚之征。

本证以脾运失健和寒象表现为辨证要点。

**(三)脾气下陷证**

脾气下陷证是指脾气虚弱,升举功能失常所表现出的证候。

1.证候表现

脘腹有坠胀感,食后益甚,或便意频频,肛门坠重,或久痢不止,甚则脱肛,或内脏下垂,或小便混浊如米泔。伴头晕目眩,少气无力,肢体倦怠,食少便溏,舌淡苔白,脉虚弱。

2.证候分析

本证多由久病虚损,劳倦伤脾或脾气不升及脾气虚进一步发展而来。脾气虚则升举无力,内脏无托,故见脘腹坠胀,便意频频,或见脱肛、内脏下垂;固摄无权,故久痢不止,小便混浊如米泔;清阳之气不能上升于头,清窍失养,故见头晕目眩。少气无力、肢倦、食少便溏、舌淡、脉虚弱等,均为脾气虚弱之征。

本证以脾气虚证候与内脏下垂并见为辨证要点。

**(四)脾不统血证**

脾不统血证是指脾气虚不能统摄血液所表现出的证候。

1.证候表现

便血,尿血,肌衄,鼻衄,齿衄或妇人月经过多,崩漏,伴有食少便溏,神疲乏力,少气懒言,面白无华,舌淡,脉细弱。

2.证候分析

本证多由久病脾气虚弱所致,脾气虚失于统摄,血液不能循经而行,溢于肌肤,故见肌衄;溢于胃肠,则见便血;溢于膀胱,则见尿血;脾虚统血无权,冲任不固,故月经过多、甚至崩漏;食少便溏,神疲乏力,舌质淡,脉细弱,均为脾气虚甚之征。

本证以脾气虚证和出血共见为辨证要点。

**(五)寒湿困脾证**

寒湿困脾证是指寒湿内盛,脾阳受困所表现出的证候。

1.证候表现

脘腹痞闷,食少便溏,泛恶欲吐,口黏乏味,头身沉重,面色晦黄或见肢体水肿,小便短少,妇人白带过多,舌淡胖,苔白腻,脉濡缓。

2.证候分析

本证多因贪凉饮冷,过食生冷瓜果,或居处潮湿,或内湿素盛所致,脾为太阴湿土,喜燥而恶湿。今寒湿内侵,中阳被困,升降失常,故见脘腹痞闷,重则作胀疼痛,食少便溏,泛恶欲吐,口黏乏味;寒湿滞于经脉,湿性黏滞重浊,阳气被困失展,故见头重身困;脾为湿困,生化不足,气血不能外荣,故有面色晦黄;阳气被寒湿所困,不能温化水湿,湿泛肌表,故见肢体水肿,小便短赤;寒湿渗注于下,故白带量多;舌胖,脉濡,皆为寒湿内盛之征。

本证以运化失健、寒象、湿阻为辨证要点。

### (六)脾胃湿热证

脾胃湿热证是指湿热蕴结脾胃所表现出的证候。

1.证候表现

脘腹痞闷,纳呆呕恶,口黏而甜,肢体困重,便溏尿黄,身目发黄或皮肤发痒,或身热起伏,汗出热不解,舌红苔黄腻,脉濡数或滑数。

2.证候分析

本证多由感受湿热之邪或饮食不节,或过食肥甘酒酪,酿成湿热,内蕴脾胃所致,湿热之邪蕴于脾胃,受纳运化失职,升降失常,故见脘腹痞闷,纳呆呕恶;湿热上泛,故口黏而甜;脾主肌肉,湿性重着,脾为湿困,故肢体困重;湿热蕴结,不得泄越,熏蒸肝胆,胆汁外溢,故见身目发黄,皮肤瘙痒;湿热蕴脾,交阻下迫,故便溏、尿黄;湿遏热伏,热处湿中,湿热郁蒸,故身热起伏,汗出热不解;舌红苔黄腻,脉濡数或滑数,均为湿热内盛之征。

本证以脾的运化功能障碍和湿热内阻的症状为辨证要点。

### (七)胃阴虚证

胃阴虚证是指胃阴亏虚,虚热内生所表现出的证候。

1.证候表现

胃脘隐痛,饥不欲食,口燥咽干,或脘痞不舒,干呕呃逆,形瘦便干,舌红少津,脉细数。

2.证候分析

本证多因湿热病后,热盛伤津所致。胃阴不足,胃阳偏亢,虚热内生,胃气不和,故见胃脘隐痛,饥不欲食;胃阴亏虚不能滋润咽喉,故口燥咽干;燥热伤津,津不下润,不能濡润大肠,故大便干结;形体失养,故消瘦;阴虚热扰,胃气上逆,则见干呕呃逆;舌红少津,脉细数,皆为阴虚内热之征。

本证以胃病的常见症状和阴虚证共见为辨证要点。

### (八)胃火炽盛证

胃火炽盛证是指胃中火热炽盛所表现出的证候。

**1.证候表现**

胃脘灼热疼痛,吞酸嘈杂,或食入即吐,渴喜冷饮,消谷善饥,或牙龈肿痛溃烂,齿衄,口臭,小便短黄,大便秘结,舌红苔黄,脉滑数。

**2.证候分析**

本证多由平素过食辛辣,化热生火或邪热犯胃,或情志不遂,气郁化火所致。胃火内炽,煎灼津液,故见胃脘灼热疼痛,渴喜冷饮;肝经郁火横逆乘土,肝胃气火上逆,则吞酸嘈杂,呕吐,或食入即吐;胃热炽盛,腐熟水谷功能亢进,故消谷善饥;胃的经脉上络齿龈,胃热上蒸,故有口臭,齿龈肿痛或溃烂;热灼血络,迫血妄行,故见齿衄;便结,溲短黄,舌红苔黄,脉滑数,皆为胃中热盛之征。

本证以胃病常见症状和热象共见为辨证要点。

### (九)食滞胃脘证

食滞胃脘证是指食物停滞胃脘所表现出的证候。

**1.证候表现**

脘腹胀满或疼痛、嗳腐吞酸,或呕吐酸腐饮食,吐后腹痛得减,厌食,矢气酸臭,大便溏泄,泻下物酸腐臭秽,舌苔厚腻,脉滑。

**2.证候分析**

本证多由饮食不节,暴饮暴食,或脾胃素虚,食滞于胃脘所致,饮食积滞阻碍气机,故见脘腹胀满疼痛;胃失和降而上逆,胃中腐败谷物夹腐蚀之气上泛,故见嗳腐吞酸,吐酸臭馊食,厌食;吐后食积得去,实邪得消,故腹胀痛得减;食浊下趋,积于肠道,则腹痛,腹泻,矢气酸臭,泻下物酸腐臭秽;苔厚腻,脉滑,皆为食浊内阻之征。

本证以胃脘胀闷疼痛、嗳腐吞酸为辨证要点。

### 四、肝与胆病辨证

肝的病变主要反映在疏泄失常,气机逆乱,情志变异,消化功能障碍;肝不藏血,全身失养,以及肝经循行部位经气受阻等多方面的异常。其常见症状有精神抑郁,烦躁,胸胁、少腹胀痛,头晕目眩,巅顶痛,肢体震颤,手足抽搐,以及目疾,月经不调,睾丸疼痛等。证候类型有肝郁气滞、肝火上炎、肝阳上亢、肝风内动、寒凝肝脉及肝血虚等。

胆与肝相表里,其病变主要反映在影响消化和胆汁排泄、情绪活动等方面,常见口苦、黄疸、胆怯、易惊等症。证候类型有肝胆湿热证、胆郁痰扰证等。

**(一)肝气郁结证**

肝气郁结证是指肝失疏泄,气机郁滞所表现出的证候。

**1.证候表现**

情志抑郁或易怒,善太息,胸胁或少腹胀痛,或咽有梗塞感,或胁下痞块,妇人见乳房胀痛,痛经,月经不调,甚至闭经,舌质紫或边有瘀斑,脉沉弦涩。

**2.证候分析**

本证多因情志不遂,肝的疏泄失常所致。肝属木主疏泄,以条达为畅,今因情志不遂,肝失条达,故见精神抑郁、易怒,胸闷不舒,善太息;肝脉布胁肋,肝郁则经脉不利,故见胸胁少腹胀痛;气郁生痰,痰随气逆,痰气搏结于咽喉,故咽喉有异物梗塞感,俗称"梅核气";肝气郁结,气血不畅,冲任失调,故有月经不调,经前乳房胀痛;肝郁经久不愈,气病及血,气滞血瘀,则成癥瘕痞块,痛经或闭经;舌质紫或有瘀斑,脉沉弦涩,皆为气滞血瘀之征。

本证以情志抑郁,肝经所过部位胀痛及妇人经水不调等为辨证要点。

**(二)肝火上炎证**

肝火上炎证是指肝经气火上逆所表现出的证候。

**1.证候表现**

头胀痛,眩晕,面红目赤,急躁易怒,口苦咽干,不眠或噩梦纷纭,胁肋灼痛,耳鸣耳聋,尿黄便秘,或吐血、衄血,或目赤肿痛,舌红苔黄,脉弦数。

**2.证候分析**

本证多由情志不遂,肝郁化火,或过食肥腻烟酒,或因外感火热之邪所致,肝火上攻于头,故见头胀痛,眩晕,面红目赤,肿痛;肝火循经上扰于耳,则耳鸣耳聋;肝火内盛不能疏泄情志,故急躁易怒,不能藏神,故失眠多噩梦;火热内盛,肝不藏血,血热妄行,则吐血、衄血;口干,尿黄便秘,脉弦数,均为肝火内盛之征。

本证以肝脉循行部位的头、目、耳、胁表现的实火炽盛症状为辨证要点。

**(三)肝血虚证**

肝血虚证是指肝藏血不足,导致肝血亏虚所表现出的证候。

**1.证候表现**

眩晕耳鸣,面白无华,爪甲不荣,两目干涩,视物模糊,夜盲,肢体麻木,筋脉拘挛,月经量少或闭经,舌质淡,脉细。

2.证候分析

本证多因生血不足或失血过多所致。肝血不足,不能上荣于头面,故有眩晕,面白,舌质淡;肝血不足,不能上注于目,故视物模糊,两目干涩,夜盲;肝血亏虚,血不荣筋,故肢体麻木,筋脉拘挛,爪甲不荣;肝血不足,血海空虚,故经少经闭;血少,脉失充盈,故见脉细。

本证以筋脉、爪甲、两目、肌肤等失血之濡养及全身血虚症状为辨证要点。

**(四)肝阳上亢证**

肝阳上亢证是指肝气亢奋,或肝肾阴虚,阴不潜阳,肝阳上扰头目所表现出的证候。

1.证候表现

急躁易怒,头胀痛,眩晕目胀,或面部烘热,口苦咽干,小便黄,大便秘结,舌红苔黄,脉弦数。

2.证候分析

本证多由素体阳旺或七情内伤所致。肝失疏泄,肝气亢奋或肝阴不足,肝阳上扰于头目,故见头胀痛,眩晕目胀或面部烘热;肝阳失潜,肝失疏泄,气郁化火,内耗阴血,阴不制阳,阴虚阳亢,故见急躁易怒,口苦咽干,小便黄,大便秘结,舌红苔黄,脉弦数。

本证以肝阳亢于上,肾阴亏于下的临床表现作为辨证要点。

**(五)肝风内动证**

肝风内动是指患者以眩晕欲仆,震颤,抽搐等动摇不定症状为主要表现的证候。临床上常见肝阳化风、热极生风、阴虚动风、血虚生风四种证型。

1.肝阳化风证

肝阳化风证是指肝阳亢逆无制而表现出的风动证候。

(1)证候表现:眩晕欲仆,头痛而摇,项强肢麻,肢体震颤,语言不利,步履不稳,舌红,脉弦细;若见猝然昏倒,不省人事,口眼㖞斜,半身不遂,舌强语謇,喉中痰鸣,则为中风证。

(2)证候分析:本证多由肝阳上亢发展而致,肝阳亢逆无制,阳亢于上,阴亏于下,则风自内生,上达巅顶,横窜脉络,而见面红目赤,烦躁,眩晕欲仆,肢体麻木,震颤头摇等动风之象。上盛下虚,故有步履不稳,行走飘浮。阳盛灼液而成痰,风阳夹痰上扰,蒙蔽清窍,则见猝然昏倒,不省人事。风痰窜络,经气不利,则有口眼㖞斜,半身不遂,舌强语謇。

本证以患者素有肝阳上亢证,并突然出现风动症状为辨证要点。

**2.热极生风证**

热极生风证是指热邪亢盛引起抽搐等动风的证候。

(1)证候表现:高热,烦渴,躁扰不安,抽搐,两目上翻,甚见角弓反张,神志昏迷,舌红苔黄,脉弦数。

(2)证候分析:本证多因外感温热病邪,邪热炽盛,燔灼肝经,筋脉失养而动风所致,热邪蒸腾,充斥三焦,故高热;热灼肝经,津液受铄,引动肝风,故见抽搐项强,角弓反张,两目上翻;热入心包,心神被扰,则见烦躁不宁;蒙蔽心窍,则神志昏迷;高热,口渴,舌红苔黄,脉弦数,均为热邪亢盛之征。

本证以高热与肝风共见为辨证要点。

**3.阴虚动风证**

(1)证候表现:指阴液亏虚引动肝风而表现的证候,如眩晕耳鸣,两目干涩,手足震颤或蠕动,形体消瘦,口燥咽干,舌红少苔,脉弦细数。

(2)证候分析:多为外感热病后期阴液耗损,或内伤久病,阴液亏虚而发病。

**4.血虚生风证**

(1)证候表现:指血虚筋脉失养所表现的动风证候,如头晕目眩,半身不遂,口眼㖞斜,肢体麻木,皮肤瘙痒,舌红少苔,脉细弱。。

(2)证候分析:多由急慢性出血过多或久病血虚所引起。该证的临床表现及证候分析详见"肝血虚证"。

**(六)肝胆湿热证**

肝胆湿热证是指湿热蕴结肝胆所表现出的证候。

**1.证候表现**

胁肋胀痛,口苦纳呆,呕恶腹胀,小便短黄,大便不调,苔黄腻,脉弦数;或兼见身目发黄,发热;或见阴囊湿疹,睾丸肿大热痛,外阴瘙痒,带下黄臭等症。

**2.证候分析**

本证多因感受湿热之邪,或嗜酒肥甘,酿生湿热所致。湿热内蕴,肝胆疏泄失常,气机郁滞,故见胁肋胀痛;湿热熏蒸,胆气上泛则口苦;胆汁不循常道而外溢,则面目周身发黄,发热;湿热郁阻,脾胃升降失常,故有纳呆,腹胀,呕恶,大便不调;肝脉绕阴器,湿热下注,则阴囊湿疹或睾丸肿痛,妇人则见外阴瘙痒,带下黄臭等症。

本证以右胁肋部胀痛,纳呆,尿黄,舌红苔黄腻为辨证要点。

### (七)寒凝肝脉证

寒凝肝脉证是指寒邪凝滞于肝脉所表现出的证候。

**1.证候表现**

少腹胀痛,睾丸坠胀遇寒加重;或见阴囊内缩,痛引少腹,形寒肢冷,口唇青紫,小便清长,舌淡苔白,脉沉弦。

**2.证候分析**

本证多因外感寒邪侵袭于肝脉,使气血凝滞而致。寒凝肝脉,气血凝滞,故见少腹胀痛,睾丸坠胀,遇寒加重;寒主收引,肝脉受寒,则阴囊冷缩而痛引少腹;寒为阴邪,寒胜阻遏阳气,阳气不得布达,故见形寒肢冷;阳虚不能化气行水,泌别清浊,水走肠间,而见小便清长,便溏;肝络环唇,寒滞于肝,故口唇青紫;舌淡苔白,脉沉弦,皆属寒盛于肝之征。

本证以少腹牵引阴部坠胀冷痛为辨证要点。

### (八)胆郁痰扰证

胆郁痰扰证是指胆失疏泄,痰热内扰所表现出的证候。

**1.证候表现**

惊悸不寐,烦躁不安,口苦泛恶呕吐,胸闷胁胀,头晕目眩,耳鸣,舌黄苔腻,脉弦滑。

**2.证候分析**

本证多由情志不遂,气郁化火,炼津成痰所致。痰热内扰,胆气不宁,故见惊悸不寐,烦躁不安;胆热犯胃,胃气上逆,故口苦泛恶呕吐;胆气郁滞,见胸闷胁胀;痰热循经上扰,则头晕目眩,耳鸣;苔黄腻,脉滑,均为痰热内蕴之征。

本证以眩晕耳鸣,惊悸失眠,舌苔黄腻为辨证要点。

### 五、肾与膀胱病辨证

肾的病理变化主要有人体生长发育迟缓或早衰,生殖功能障碍,水液代谢失常,呼吸功能减退,脑、髓、骨、发、耳及二便功能异常等。临床以腰膝酸软或疼痛,耳鸣耳聋,齿摇发脱,阳痿遗精,精少不育,经闭不孕,水肿,呼吸气短而喘,二便异常等为肾病的常见症状。常见肾阳虚、肾虚水泛、肾阴虚、肾精不足、肾气不固等证。

膀胱与肾相表里,其病变主要反映在排尿功能异常,临床常见尿频、尿急、尿痛、尿闭等症,常见膀胱湿热证等证候类型。

(一)肾阳虚证

肾阳虚证是指肾脏阳气虚衰所表现出的证候。

1.证候表现

腰膝酸软,形寒肢冷,以下肢为甚,头晕耳鸣,神疲乏力,阳痿,不孕,尿少,水肿或五更泄,面色㿠白,舌质淡胖,脉沉弱。

2.证候分析

本证多因素体阳虚,或年高肾亏,或久病伤肾,或房劳过度所致,肾阳虚则骨失所养,髓液不充,故见腰膝酸软;阳气不能温煦肌肤,故畏寒肢冷;阳气不足,阴寒盛于下,故下肢尤两足发冷明显;阳衰精髓不足,脑失所养,故神疲,甚则头晕耳鸣;肾藏精主生殖,肾阳不足,命门火衰,其生殖功能减退,故见阳痿或精冷,不孕;阳虚气化不及,故尿少,水肿;阳虚血不达于面故见面色㿠白;不能温养脾胃,故五更泄;舌淡胖,脉沉弱,均为阳虚之征。

本证以全身功能低下伴见寒象为辨证要点。

(二)肾阴虚证

肾阴虚证是指肾阴亏虚,虚热内扰所表现出的证候。

1.证候表现

眩晕,耳鸣耳聋,失眠多梦,咽干舌燥,腰膝酸软,形瘦,五心烦热,潮热盗汗,男子遗精,女子经闭,不孕或见崩漏,舌红苔少而干,脉细数。

2.证候分析

本证多因久病伤肾,或房室过度,或患急性热病后,或情志内伤,耗伤肾阴后所致,肾阴虚不能生髓充骨养脑,故见眩晕,耳鸣耳聋,腰膝酸软;肾阴不足,形体失于濡养则形瘦;阴虚生内热,故见五心烦热,失眠多梦,潮热盗汗,咽干;阴虚而相火妄动,火扰精室,则男子遗精或不育,女子崩漏经闭或不孕;舌红苔少而干,脉细数,均为阴虚火旺之征。

本证以肾病主要症状和阴虚内热证共见为辨证要点。

(三)肾精不足证

肾精不足证是指肾精亏损所表现出的证候。

1.证候表现

男子精少不育,女子经闭不孕,性功能减退;小儿发育迟缓,身材矮小,智力低下,动作迟钝,囟门迟闭,骨骼痿软;成人可见早衰,发脱齿摇,耳鸣耳聋,健忘恍惚,足痿无力。舌淡,脉弱。

2.证候分析

本证多因禀赋不足,先天元气不充,或后天失养所致。肾精亏虚,则性功能减退,男子精少不育,女子经闭不孕;精亏则髓少,髓少不能充骨养脑,骨骼失充,脑髓空虚,故见小儿五迟、五软;肾精不足,无以化生,故在小儿见发育迟缓,成人则见早衰,出现发脱齿摇,耳鸣耳聋,健忘恍惚,足痿无力等征;舌淡,脉弱,为虚弱之象。

本证以生长发育迟缓,生殖功能减退,以及成人早衰表现为辨证要点。

### (四)肾不纳气证

肾不纳气证是指肾气虚衰,气不归元所表现出的证候。

1.证候表现

喘促、气短,呼多吸少,气不得续,动则喘息益甚,自汗神疲,声音低怯,腰膝酸软,舌淡苔白,脉沉细无力。

2.证候分析

本证多由久病咳喘,肺虚及肾,或年老体衰肾气虚弱所致。肺司呼吸,肾主纳气。今久咳喘由肺及肾,肾虚下元不固,摄纳无权,气不归元,故见喘促,气短,呼多吸少,气不得续;动则耗气,故动则益甚;肾虚腰膝失养,故腰膝酸软;肾气虚亏,则自汗神疲,声音低怯;舌淡苔白,脉沉细无力,均为肺肾气虚之征。

本证以久病咳喘,呼多吸少,气不得续,动则喘甚和肺肾气虚表现为辨证要点。

### (五)肾虚水泛证

肾虚水泛证是指肾阳虚不能温化水液,水湿泛滥所表现出的证候。

1.证候表现

全身水肿,腰以下尤甚,按之没指,腹胀满,小便少,腰膝酸软,形寒肢冷,或见心悸,气短,喘咳痰鸣,舌淡胖嫩有齿痕,苔白滑,脉沉细。

2.证候分析

本证多因素体虚弱,肾阳虚衰以致水湿泛滥所致。肾阳虚衰致膀胱气化无权,故小便不利而尿少;肾阳虚不能化气行水,水溢于肌肤,停滞胃肠,故有全身水肿,腹胀满;水湿趋下,故腰以下肿尤甚;阳虚不能温煦肢体,则形寒肢冷;水气凌心,心阳受阻,则心悸、气短;水气射肺,肺失肃降,故喘咳痰鸣;舌胖有齿痕、苔白滑,脉沉细,皆为阳虚水泛之征。

本证以下部水肿兼见肾阳虚症状为辨证要点。

### (六)膀胱湿热证

膀胱湿热证是指湿热蕴结于膀胱所表现出的证候。

**1.证候表现**

尿频,尿急,排尿灼热疼痛,小便短赤涩少或尿血,或尿有砂石,尿浊,或腰痛,少腹拘急胀痛,发热,舌红苔黄腻,脉濡数。

**2.证候分析**

本证多由外感湿热之邪蕴结于膀胱,或饮食不节,湿热内生,下注于膀胱所致。湿热蕴结,膀胱气化失常,故见小便短涩不利,淋沥不尽;湿热下迫尿道,故尿频、尿急、尿赤混浊;湿热阻滞,故尿痛;伤及阴络,则尿血;湿热煎熬津液,渣滓沉结而成砂石;湿热阻滞肾府,故腰痛;湿热郁蒸则发热;舌红苔黄腻,脉濡数,皆属湿热内阻之征。

本证以尿频尿急,尿痛,尿黄为辨证要点。

# 第三节 气血津液辨证

气血津液辨证是运用气血津液理论,分析气、血、津液异常所反映的病证的辨证诊病方法。由于气血津液是脏腑功能活动的物质基础,它们的生成及运行又有赖于脏腑的功能活动,因此在病理上,脏腑病变可以影响气血津液的变化,气血津液的病变亦能影响脏腑的功能,故气血津液的病变,与脏腑密切相关。气血津液辨证应与脏腑辨证互相参照。

## 一、气病辨证

《素问·举痛论》曰:"百病生于气也。"指出了因气为病的广泛性,气病临床常见证候可概括为气虚、气陷、气滞、气逆、气脱、气闭等。

### (一)气虚证

气虚证是指脏腑组织功能活动减退所表现的虚弱证候。

**1.证候表现**

气短声低,少气懒言,神疲乏力,头晕目眩,自汗,活动时诸症加剧,舌淡苔白,脉虚无力。

**2.证候分析**

本证以全身功能活动低下为辨证要点,多由久病体虚、劳累过度、年老体弱,或先天不足、后天饮食失调等因素引起。由于元气亏虚,脏腑组织功能减退,故少气懒言,神疲乏力;气虚清阳不升,头目失养,则头晕目眩;气虚毛窍疏松,卫外不固则自汗;劳则耗气,故活动时诸症加剧;气虚无力鼓动血脉,血不上荣于舌,而见舌淡苔白;运血无力,故脉象按之无力。

气虚证以神疲、乏力、气短、脉虚为辨证要点。

### (二)气陷证

气陷证是指气虚无力升举,清阳之气下陷所表现的虚弱证候。

1.证候表现

头晕目眩,少气倦怠,便意频频,久痢久泄,形体消瘦,腹部有坠胀感,脱肛,子宫脱垂,舌淡苔白,脉弱。

2.证候分析

气陷证是气虚病变的一种,可见于气虚证的进一步发展;或由劳累用力过度,损伤某一脏气;或久病失养等原因所致。本证以内脏下垂为主要诊断依据。气虚功能衰退,故少气倦怠;清阳之气不能升举,所以头晕目眩;脾气不健,清阳不升,则久痢久泄;气陷于下,诸脏器升举乏力,故见腹部坠胀、脱肛、子宫或胃等内脏下垂。气虚血不足,则舌淡苔白,脉弱。

气陷证以气短、气坠、脏器下垂为辨证要点。

### (三)气脱证

气脱证是指元气亏虚已极所表现的危重证候。

1.证候表现

呼吸微弱而不规则,汗出不止,面色苍白,口开目合,手撒身软,神志蒙眬,昏迷或昏仆,二便失禁,舌质淡白,苔白润,脉微欲绝。

2.证候分析

可由气虚进一步发展而来;或因大汗、剧烈吐泻、大出血;或因长期饥饿、极度疲劳、暴邪骤袭等所致。元气亏虚至极,肺无力司呼吸,故呼吸微弱而不规则。气脱无以养心,则神失所养而见神志蒙眬,昏迷或昏仆。气脱失于固摄,则汗出不止,二便失禁。气脱无力运血,血不上荣,故见面色苍白。元气亏虚欲脱,脾气外泄,故见口开目合,手撒身软。气脱无以鼓动血脉,故见脉微欲绝。气脱常是气虚、气不固的发展。因大失血所致者,称为"气随血脱"。常与亡阳同见,除气脱以气息微弱欲绝为主要特征,亡阳以肢厥身凉为必有症外,其余症状基本相同,故临床常并称阳气虚脱。

气脱证常见于病势危重,以气息微弱、汗出不止、脉微为辨证要点。

### (四)气滞证

气滞证是指人体某一部位,或某一脏腑、经络的气机阻滞,运行不畅所表现的证候。又称气郁证、气结证。

**1.证候表现**

胸胁、乳房、脘腹等处胀闷或疼痛,或窜痛,或攻痛,疼痛时轻时重,痛无定处,按之无形,痛胀常随嗳气、矢气、叹息,或随情绪好转而减轻,或随忧思恼怒而加重,脉象多弦,舌象可无明显变化。

**2.证候分析**

本证以胀闷,疼痛为辨证要点,多由情志不舒,或邪气内阻,或阳气虚弱,温运无力等致气机阻滞而成。气机以顺畅为贵,一有郁滞,轻则胀闷,重则疼痛,而常攻窜发作。因气滞的原因不同,胀、痛的部位和状态各异,食积滞阻则脘腹胀闷疼痛,肝气郁滞则胁肋窜痛,气滞于经络、肌肉,又与其部位密切相关,故气滞辨证须与其病因、病位密切结合。

气滞证以胸胁脘腹或损伤部位的胀闷、胀痛、窜痛为辨证要点。

### (五)气逆证

气逆证是指气机升降失常,逆而向上所表现的证候。临床上以肺、胃之气上逆和肝气升发太过的病变为多见。

**1.证候表现**

咳嗽,喘息;呃逆,嗳气,恶心,呕吐;头痛,眩晕,甚至昏厥、咯血,以及气从少腹上冲于胸咽。

**2.证候分析**

本证以气机逆而向上的症状表现为辨证要点。肺气上逆,多因感受外邪或痰浊壅滞,使肺气不得宣发肃降,而发咳喘;胃气上逆,可由寒饮、痰浊、食积等停留于胃,阻滞气机,或外邪犯胃,使胃失和降,而为呃逆,嗳气,恶心,呕吐;肝气上逆,多因郁怒伤肝,肝气升发太过,气火上逆而见头痛、眩晕、昏厥;血随气逆而上涌,可致咯血。

气逆证以咳喘或呕吐、呃逆为辨证要点。

### (六)气闭证

气闭证是指邪气阻闭脏器、官窍,以突发昏厥或绞痛为主要表现的危重证候,属实证。

1.证候表现

突然昏仆或晕厥,四肢厥冷,或见绞痛,二便不通,并有呼吸气粗声高,舌黯苔厚,脉沉实有力。

2.证候分析

大怒、暴惊、忧思过极闭阻气机;或瘀血、砂石、蛔虫、痰浊阻塞脉络、管腔等所致。过度精神刺激,导致气机逆乱,心窍闭塞,故见突然昏仆或晕厥。气机闭塞,肺气不宣,息道不通,则呼吸气粗声高。瘀血、砂石、蛔虫、痰浊等有形病邪突然阻塞脉络、管腔,导致气机闭塞不通,而突发绞痛,二便不通。气机闭塞,阳气内郁,不能外达,则四肢厥冷。舌黯苔厚,脉沉实有力为实邪内阻之征。

气闭证以突发昏厥或绞痛、二便闭塞、息粗、脉实为辨证要点。

**二、血病辨证**

血的病证表现很多,因病因不同而有寒热虚实之别,其临床表现可概括为血虚、血瘀、血热、血寒、血脱等。

**(一)血虚证**

血虚证是指血液亏少,脏腑、经络、组织失于濡养所表现的虚弱证候。

1.证候表现

面白无华或萎黄,眼睑、口唇、爪甲淡白,头晕眼花,心悸失眠,手足发麻,妇女月经量少色淡、延后甚或闭经,舌淡苔白,脉细无力。

2.证候分析

先天禀赋不足;或脾胃虚弱,生化乏源;或各种急慢性出血;或久病不愈;或思虑过度,暗耗阴血;或瘀血阻络,新血不生;或肠寄生虫,影响脾胃运化,以致血乏化源。血虚则肌肤失养,面唇爪甲舌体皆呈淡白色;血虚脑髓失养,睛目失滋,故头晕眼花;心主血脉而藏神,血虚心失所养则心悸,神失滋养而失眠,经络失滋则手足发麻,脉道失充则脉细无力;女子以血为用,全身血亏,经血乏源,故经量少,色淡,迁延,甚则闭经。

血虚证以肌肤黏膜颜色淡白、脉细为辨证要点。

**(二)血脱证**

血脱证是指突然大量出血或长期反复出血,以致血液亡脱所表现的危重证候。

1.证候表现

面色苍白、天然不泽,头晕目眩,心悸怔忡,气微而短,四肢厥冷,甚至昏厥,不省人事,舌色淡白,脉芤或微欲绝。

**2.证候分析**

血脱证的主要原因是突然大量出血,如呕血、便血、崩漏、外伤失血等,也可因长期反复出血,血虚进一步发展而成。血液大量耗失,血脉空虚,气血不能外荣,故见面色苍白、夭然不泽,舌色淡白,脉芤;气血不能上荣,则见头晕目眩;心神失养,可见心悸怔忡;气随血脱,阳气失却温煦、推动,则见四肢厥冷,气短。血为气之母,血脱则阳气也随之亡脱,故见气微而短,四肢厥冷,甚至昏厥,不省人事,脉微欲绝等气脱、亡阳之表现。

血脱证以有血液严重损失的病史,面色苍白,脉微或芤为辨证要点。

**(三)血瘀证**

凡离经之血未能及时排出或消散,停留于体内;或血液运行不畅,壅积于脏腑、器官、组织之内,失去正常生理功能者,均属瘀血。凡由瘀血内阻而产生的证候,即为血瘀证。

**1.证候表现**

疼痛如针刺、刀割,痛有定处、拒按,常在夜间加重。肿块在体表者,常呈青紫色;在体内者,呈坚硬而按之不移的肿块,称为积。出血反复不止,呈紫黯色,血中多夹有血块,或大便色黑如柏油状,或妇女崩漏。面色黧黑,肌肤甲错,唇甲青紫,皮下瘀斑,或皮肤丝状红缕,或腹壁青筋怒张,舌质紫黯,或有瘀点、瘀斑,舌下络脉曲张,脉细涩或结代,或无脉。

**2.证候分析**

本证以痛如针刺,痛有定处,拒按,肿块,唇舌爪甲紫黯,脉涩等为辨证要点。瘀血阻塞经脉,不通则痛,故疼痛是瘀血最突出的症状;因夜间血行较缓,瘀阻加重,故夜间痛甚;积瘀不散而凝结,则可形成肿块,故外见肿块色青紫,内部肿块触之坚硬不消。瘀血内阻,气血运行不利,肌肤失养,则见面色黧黑,肌肤甲错,口唇、舌体、指甲青紫色黯等体征;经闭、大便色黑如柏油、丝状红缕、青筋显露、舌体紫黯、脉细涩等皆为瘀血之征。

血瘀证以固定刺痛、肿块、出血、瘀血色脉征为辨证要点。

**(四)血寒证**

血寒证是指寒邪客于血脉,凝滞气机,血行不畅所表现的实寒证候。

**1.证候表现**

手足、巅顶、少腹、小腹等处冷痛拘急,得温则痛减,遇寒则加剧,皮肤紫黯发凉,形寒肢冷,妇女月经愆期,经色紫黯,夹有血块,舌淡紫苔白,脉沉迟涩或紧。

2.证候分析

本证以手足局部疼痛,肤色紫黯为辨证要点。寒为阴邪,其性凝滞,寒凝血脉,见手足或少腹冷痛,得温则行,故喜暖怕冷,得温痛减;寒凝胞宫,经血受阻,故妇女经期推迟,色黯有块。舌紫黯,脉沉迟涩,皆为寒凝血滞之象。

血寒证以患处冷痛拘急、畏寒、唇舌青紫,妇女月经后期、经色紫黯夹块等为辨证要点。

**(五)血热证**

血热证是指火热内炽,侵犯血分所表现的实热证候。

1.证候表现

身热夜甚,面红,口渴,心烦,失眠,躁扰不宁,甚至狂乱、神昏谵语,或见各种出血色深红质稠,或斑疹显露,或局部疮疡,红、肿、热、痛,舌红绛,脉滑数或弦数。

2.证候分析

本证以出血和全身热象为辨证要点。血热迫血妄行,血络受伤,故表现为各种出血及妇女月经过多等;热炽津伤,故身热、口渴;火热扰心神则心烦;热迫血行,壅于脉络则舌红绛,脉滑数或弦数。

血热证以身热口渴、斑疹吐衄、烦躁谵语、舌绛、脉数等为辨证要点。

**三、气血同病辨证**

气和血具有相互依存,相互资生,相互为用的关系,因而在发病时,两者常相互影响。气病或血病发展到一定程度,常使另一方亦为病,从而表现为气血同病的证候。气血同病常见的证候有气滞血瘀,气虚血瘀,气血两虚,气不摄血,气随血脱等。

**(一)气血两虚证**

气血两虚证是指气虚和血虚同时存在所表现的证候。

1.证候表现

头晕目眩,少气懒言,神疲乏力,自汗,面色淡白或萎黄,唇甲淡白,心悸失眠,形体消瘦,舌淡而嫩,脉细弱。

2.证候分析

气血两虚证多由久病不愈,气虚不能生血,或血虚无以化气所致。少气懒言,乏力自汗,为脾肺气虚之象;心悸失眠,为血不养心所致;血虚不能充盈脉络,见唇甲淡白,脉细弱;气血两虚不得上荣于面、舌,则见面色淡白或萎黄,舌淡嫩。

本证以气虚与血虚的证候共见为辨证要点。

### (二)气不摄血证

气不摄血证是指气虚不能统摄血液而见出血所表现的证候。

**1.证候表现**

吐血,便血,皮下瘀斑,崩漏,鼻衄,气短,神疲乏力,面白无华,舌淡,脉细弱。

**2.证候分析**

气不摄血证多由久病气虚,或慢性失血,气随血耗,进而气虚不能统摄血液所致。气虚统摄无权,致血液离经外溢,溢于胃肠,便为吐血、便血,溢于肌肤,则见皮下瘀斑;脾虚统摄无权,冲任不固,渐成崩漏;气虚则气短,倦怠乏力,血虚则面白无华。舌淡,脉细弱皆为气血不足之征。

本证以出血和气虚证共见为辨证要点。

### (三)气滞血瘀证

气滞血瘀证是指由于气滞不行以致运血障碍,出现既有气滞又有血瘀的证候。

**1.证候表现**

胸胁胀满走窜疼痛,性情急躁,兼见痞块刺痛拒按,妇女闭经或痛经,经色紫黯夹有血块,乳房胀痛等,舌质紫黯或有瘀斑,脉弦涩。

**2.证候分析**

气滞血瘀证多由情志不遂,或外邪侵袭,导致肝气久郁不解所致。肝主疏泄而藏血,具有条达气机,调节情志的功能。如情志不遂,则肝气郁滞,见性情急躁,胸胁胀满走窜疼痛;气为血帅,气滞则血凝,见痞块疼痛拒按,以及妇女闭经、痛经,经色紫黯有块,乳房胀痛等。脉弦涩为气滞血瘀之征。

本证以病程较长和肝经循行部位疼痛及痞块为辨证要点。

### (四)气随血脱证

气随血脱证是指大出血时所引起阳气虚脱的证候。

**1.证候表现**

大出血时突然面色苍白,四肢厥冷,大汗淋漓,甚至晕厥。舌淡,脉微细欲绝或浮大而散。

**2.证候分析**

气随血脱证多由肝、胃、肺等脏器本有宿疾而脉道突然破裂,或外伤,或妇女崩中、分娩等引起。气脱阳亡,不能上荣于面,则面色苍白,不能温煦四肢,则手足厥冷,不能温固肌表,则大汗淋漓;神随气散,神无所主,则为晕厥。血失气脱,正气大伤,舌体失养,则色淡,脉道失充而微细欲绝;阳气浮越外散,脉见浮大而散,病情更为险恶。

本证以大量出血时,随即出现气脱之证为辨证要点。

**四、津液病辨证**

津液病辨证是根据患者所表现的症状、体征等,对照津液的生理、病理特点,通过分析,辨别疾病当前病理本质中是否有津液亏损或运行障碍的证候存在。津液病证一般概括为津液不足和水液不正常停留两方面。

**(一)津液不足证**

津液不足证是指由于津液亏少,濡润滋养作用减退所出现的以燥化为特征的证候。

1.证候表现

口渴咽干,唇燥而裂,皮肤干枯无泽,小便短少,大便干结,舌红少津,脉细数。

2.证候分析

津液不足证多由燥热灼伤津液,或因汗、吐、下及失血等所致。由于津亏失于濡润滋养则见皮肤口唇咽干等干燥不荣之象;津伤则尿液化源不足,故小便短少;大肠失其濡润,故大便秘结。舌红少津,脉细数皆为津亏内热之象。

本证以皮肤口唇舌咽干燥及尿少便干为辨证要点。

**(二)水液停聚证**

水液停聚证是指水液输布、排泄失常所引起的水液不正常停留的病证。凡外感六淫、内伤脏腑皆可导致本证。

1.水肿

水肿是指体内水液停聚,泛滥肌肤所引起的面目、四肢、胸腹甚至全身水肿的病证。临床有阳水、阴水之分。阳水发病较急,病性属实,多为外感风邪,或水湿浸淫等因素引起;阴水发病较缓,病性因虚致实,以虚为主,多因劳倦内伤、脾肾阳衰,正气虚弱等因素引起。

(1)证候表现:临床有阳水、阴水之分。①阳水:眼睑先肿,继而头面,甚至遍及全身,小便短少,来势迅速,皮肤薄而光亮,并兼有恶寒发热,无汗,舌苔薄白,脉浮紧。②阴水:身肿,腰以下为甚,按之凹陷不易恢复,脘闷腹胀,纳呆食少,大便溏稀,面色㿠白,神疲肢倦,小便短少,舌淡,苔白滑,脉沉缓。或水肿日益加剧,小便不利,腰膝冷痛,四肢不温,畏寒神疲,面色白,舌淡胖,苔白滑,脉沉迟无力。

(2)证候分析:风邪侵袭,肺卫受病,宣降失常,通调失职,以致风遏水阻,风水相搏,泛溢肌肤而成阳水。风为阳邪,上先受之,风水相搏,故水肿起于眼睑头面,继而遍及肢体。脾肾不足,水液代谢障碍,下焦水泛而为阴水。阴盛于下,故水肿起于足,并以腰以下为甚,按之凹陷不起;脾虚及胃,中焦运化无力,故见脘闷纳呆,腹胀便溏;脾主四肢,脾虚水湿内渍,则神疲肢困;腰为肾府,肾虚水气内盛,故腰膝冷痛;肾阳不足,命门火衰,肢体失于温养,故四肢厥冷,畏寒神疲;阳虚不能温煦于上,故面色㿠白。舌淡胖,苔白滑,脉沉迟无力为脾肾阳虚寒水内盛之象。

阳水以发病急,来势猛,先见眼睑头面,上半身肿甚为辨证要点;阴水以发病较缓,足部先肿,腰以下肿甚,按之凹陷不起为辨证要点。

2.痰证

痰证是指水液凝结,质地稠厚,停聚于脏腑、经络、组织之间而引起的病证。常由外感六淫、内伤七情,导致脏腑功能失调而致。

(1)证候表现:咳嗽咳痰,痰质黏稠,胸脘满闷,纳呆呕恶,头晕目眩,或神昏癫狂,喉中痰鸣,或肢体麻木,见瘰疬、瘿瘤、乳癖、痰核等,舌苔白腻,脉滑。

(2)证候分析:本证临床表现多端,古人有"诸般怪证皆属于痰"之说,临床上应根据不同部位的特有症状进行辨识。痰阻于肺,肺气上逆,则咳嗽咳痰;痰湿中阻,气机不畅,见脘闷,纳呆呕恶等;痰浊蒙蔽清窍,清阳不升,则头晕目眩;痰迷心神,则神昏,甚或癫狂;痰停经络,气血运行不利,可见肢体麻木;停聚于局部,则可见瘰疬、瘿瘤、乳癖、痰核等。苔白腻,脉滑皆痰湿之征。

3.饮证

饮证是指水饮质地清稀,停滞于脏腑组织之间所表现的病证。多由脏腑功能衰退或障碍等引起。

(1)证候表现:咳嗽气喘,痰多而稀,胸闷心悸,甚或倚息不能平卧,或脘腹痞胀,水声辘辘,泛吐清水,或头晕目眩,小便不利,肢体水肿,沉重酸困,苔白滑,脉弦。

(2)证候分析:本证主要以饮停心肺、胃肠、胸胁、四肢的病变为主。饮停于肺,肺气上逆则见咳嗽气喘,胸闷或倚息,不能平卧;水饮凌心,心阳受阻则见心悸;饮停胃肠,气机不畅,则脘腹痞胀,水声辘辘;胃气上逆,则泛吐清水;水饮留滞于四肢肌肤,则肢体水肿,沉重酸困,小便不利;饮阻清阳,则头晕目眩。苔白滑,脉弦为饮阻气机之象。

# 第四节 三焦辨证

三焦辨证是清代医家吴鞠通总结出来的一种用于温病辨证的方法。吴氏在叶天士卫气营血辨证的基础上,结合自己的临床实践,把《黄帝内经》中有关三焦部位的论述加以引申发展,用以揭示温病发展过程中病变由上而下、由浅入深的一般传变规律,并阐述三焦所属脏腑的病理变化及其证候的特点,以此指导温病的辨证和治疗。

温邪侵犯三焦的不同部位及其所属的脏腑而出现的病证,谓之三焦病证,包括上焦病证、中焦病证和下焦病证。

## 一、上焦病证

上焦病证是指温热之邪侵袭手太阴肺和手厥阴心包所表现的证候。

### (一)证候表现

发热,微恶风寒,微汗出,头痛,咳嗽,鼻塞,口渴,舌边尖红,脉浮数;或但热不寒,多汗,烦躁口渴,咳嗽,气喘,苔黄,脉数;甚则高热,神昏,谵语,舌謇,肢厥,舌质红绛。

### (二)证候分析

温邪由口鼻而入,鼻通于肺,首先犯肺,所以温病一开始,即出现肺卫受邪的症状。温邪犯肺以后,有两种不同的传变趋向:一为"顺传",即病邪由上焦顺序传入中焦,而出现中焦足阳明胃经的证;另一种为"逆传",即从手太阴肺卫直接传入手厥阴心包经,出现"邪陷心包"的证。故上焦病证有"邪犯肺卫""邪热壅肺"与"邪陷心包"的不同。

邪犯肺卫,肺失宣肃,卫气郁遏,故见发热,微恶风寒;邪热蒸津外泄,则汗出;温邪上扰清窍则头痛;肺开窍于鼻,邪居肺卫,肺气失宣,故咳嗽,鼻塞,津伤则口渴;温热之邪在表,则舌边尖红,脉浮数等。若邪热已由表入里,故但热不寒;邪热内盛,则汗出,烦躁口渴;邪热入里,热盛肺壅,肺失肃降,气逆于上,故见咳嗽,气喘;肺热内盛,则苔黄,脉数。若肺经之邪不解,逆传心包,心神受扰,舌为心窍,则见神昏,谵语,舌謇;里热壅盛,故见高热不退;邪热内郁,阳气被遏,不达于四末,故见肢厥;热灼营阴,则舌质红绛。

**（三）辨证要点**

邪犯肺卫，以发热、微恶风寒、舌边尖红、脉浮数为主要表现；邪热壅肺，以但热不寒、咳喘、苔黄、脉数为主要表现；邪陷心包，以高热、神昏、肢厥、舌质红绛为主要表现。

**二、中焦病证**

中焦病证是指温热之邪侵犯中焦脾胃，从燥化或从湿化所表现的证候。

**（一）证候表现**

身热气粗，面红目赤，腹满便秘，渴欲饮冷，口燥咽干，唇裂舌焦，小便短赤，大便干结，苔黄燥或焦黑，甚则神昏谵语，脉沉实有力；或身热不扬，头身困重，胸脘痞闷，泛恶欲呕，小便不利，大便不爽或溏泄，舌苔黄腻，脉细而濡数。

**（二）证候分析**

温邪从上焦顺传于中焦脾胃，邪入阳明则易化燥伤津，出现阳明的燥热证。邪入太阴则易湿化，而出现太阴脾经的湿热证。故中焦病证有"阳明燥热证"和"太阴湿热证"的不同。温热之邪内入阳明，燥热炽盛，故见身热；邪热壅盛，故呼吸气粗；热性炎上，故面红目赤；热炽津伤，故渴欲饮冷，口燥咽干，唇裂舌焦，小便短赤；胃肠津亏，燥屎内停，故见腹满便秘；侵扰心神，故见神昏谵语；苔黄燥或焦黑，脉沉实有力，为热结津亏之征。温邪内犯太阴，中焦湿热蕴郁，热蒸于湿，湿郁于肌腠，故身热不扬；湿性重着，留于肌腠，故头身困痛；湿热阻滞于中焦，脾气受困，故见胸脘痞闷，泛恶欲呕，大便不爽或溏泄；苔黄腻，脉细而濡数，为湿热内蕴之象。

**（三）辨证要点**

阳明燥热，以身热、腹满、便秘、苔黄燥、脉沉实等为主要表现；太阴湿热，以身热不扬、脘痞欲呕、头身困重、苔黄腻、脉濡数等为主要表现。

**三、下焦病证**

下焦病证是指温热之邪犯及下焦，以劫夺肝肾之阴为主所表现的证候。

**（一）证候表现**

身热，手足心热甚于手足背，颧红，口舌干燥，神倦，耳聋，舌红少苔，脉虚大；或见手足蠕动，或瘛疭，心中憺憺大动，神倦，脉虚，舌绛苔少，甚或时时欲脱。

**（二）证候分析**

温热病邪，久居中焦，燥热消灼下焦阴液，而致肝肾受累，故多为肝肾阴伤之证。温病后期,邪热深入下焦,损及肝肾之阴。肾阴亏耗,虚热内生,故见身热,手足心热甚于手足背,颧红;肝肾阴精既耗,神失充养,故神倦;耳失充养,故耳聋;口舌干燥,舌红少苔,脉虚大,为阴虚内热之象。热邪久羁,肾阴被灼,水不涵木,筋失所养,虚风内动,以致出现手足蠕动,甚或瘛疭;心中憺憺大动亦系阴虚水亏,虚风内扰所致;神倦,脉虚,舌绛苔少,甚或时时欲脱均为阴精耗竭之象。

**(三)辨证要点**

肾阴亏虚,以身热颧红、神倦耳聋等与阴虚症状共见;肝阴亏虚,以手足蠕动、瘛疭、舌绛苔少、脉虚等与阴虚症状共见。

# 第五节 卫气营血辨证

卫气营血辨证是清代医家叶天士创立的一种用于温病的辨证方法。叶氏在临床实践中发现温病过程中所出现的各种证候,实际上就是温邪侵入人体后,导致卫气营血功能失常和实质性损害的结果。因此,他将《黄帝内经》中有关卫气营血生理方面的论述进一步引申,用以阐述温病过程中的病理变化。将不同阶段的病理反映,归纳为卫分证、气分证、营分证和血分证四类不同的证候类型,作为辨证论治的依据,从而创立了卫气营血辨证的方法。

## 一、辨卫气营血病证

### (一)卫分证

卫分证是温邪初犯人体肌表,卫气功能失调,正邪交争所出现的以发热与恶寒并见为特征的一类证候。

卫气主要敷布于人体肌表,职司卫外。温邪外袭,卫分首当其冲,故卫分证常见于温病的初期,病位最浅,病情最轻。

由于所感温邪的性质不同(温热或湿热),患者体质的差异,卫分证常见以下三种类型。

1.风热犯卫证

(1)含义:风热之邪侵袭肌表,正邪交争于卫分所产生的证候,谓之风热犯卫证。

（2）证候表现：发热，微恶风寒，头痛，口干微渴，舌边尖红，苔薄黄，脉浮数。或伴有咳嗽，咽喉肿痛。

（3）证候分析：温热病邪侵袭肌表，卫气被邪热郁遏，故发热重，微恶风寒；温热之邪上扰清窍，则头痛；温热病初起，伤津不甚，故口干微渴；温热在表，故舌边尖红，脉浮数；温邪犯肺，肺气失宣，则咳嗽；温热上灼咽喉，气血壅滞，故咽喉红肿疼痛。

2.燥热犯卫证

（1）含义：燥热之邪侵袭肌表，耗伤津液，正邪交争，卫气功能失调所产生的证候，谓之燥热犯卫证。

（2）证候表现：发热微恶寒，头痛，少汗，干咳或咳嗽少痰，口渴，咽干鼻燥，舌边尖红，苔薄白而干，脉浮数等。

（3）证候分析：本证由燥热侵袭肌表，正邪交争，耗伤津液所致。燥热袭表，正邪交争则发热；卫气宣发失常，肌表失于温煦，故恶寒；燥热为阳邪，阳邪致病，因而发热重恶寒轻；燥热袭表，玄府开合失常，故汗出；卫气被邪所遏，经气不利，因而头痛；卫气被遏，肺气失宣则咳嗽；燥热伤津，故致干咳无痰或少痰、口渴、咽干鼻燥；舌边尖红，苔薄白而干，脉浮数均为燥热袭表犯卫之象。

（4）辨证要点：发热微恶寒，口渴，鼻干咽燥，干咳少痰。

3.湿热犯卫证

（1）含义：湿热之邪侵袭肌表，郁遏卫气，腻滞气机所产生的证候，谓之湿热犯卫证。

（2）证候表现：发热恶寒，无汗或少汗，头重如裹，肢体困重乏力，胸闷，苔薄白腻，脉缓等。

（3）证候分析：本证由湿热袭表犯卫，腻滞气机，正邪交争所致。湿热袭表，正邪交争，故发热；但因湿性黏腻，热为湿遏，因而虽发热而热象不显；湿热郁遏，卫气不能外达肌表，肌肤失于温煦，则恶寒；卫气被遏，玄府开合失司，可致无汗或少汗；湿性重浊，湿郁卫表，腻滞气机，清阳被困而不展，故头重如裹，肢体困重乏力；湿阻气机则胸闷；苔薄白而腻，脉缓乃湿热犯卫之征。

（4）辨证要点：发热恶寒、头重如裹、胸闷肢困。

## （二）气分证

气分证是指温热病邪内传脏腑，正盛邪炽，阳热亢盛所表现的里实热证。表邪入里，气机被郁，正邪交争，相关脏腑功能失调所产生的证候。症见发热，不恶寒，反恶热，汗出，口渴，尿黄，舌红苔黄，脉数有力。或见咳嗽。

气是人体重要物质之一,是脏腑功能活动的动力,又具有防御病邪的功能。卫为气之表,卫分之邪不解,则内传气分。温邪亦可直犯气分,或邪在营分转出气分。气分证的基本病机主要为正邪剧争和邪郁气机两个方面。气分证属里证。凡病邪离表入里,而未入营血者,皆属于气分的范畴。多见于温病中期。由于邪犯气分所在的脏腑、部位,有肺、胸膈、胃、肠、胆、脾等不同,其证候表现各异。

1.热郁胸膈证

(1)含义:热邪侵入胸膈气分,郁而不宣,内扰心神所产生的证候,谓之热郁胸膈证。

(2)证候表现:身热,心烦不得眠,甚则心中懊恼,坐卧不安,口不渴,苔微黄,脉数等。

(3)证候分析:本证多因邪热侵入胸膈,郁而不宣所致。热郁胸膈,无形热邪上扰心神,轻则心烦失眠,甚则心中懊恼,坐卧不安;邪热在里,热势不甚,津液未伤,故一般发热不甚,苔微黄,脉数而无舌燥口渴之症。

(4)辨证要点:微热,心烦不眠或心中懊恼,苔微黄。

2.热灼胸膈证

(1)含义:气分邪热炽盛,燔灼胸膈,耗伤津液所产生的证候,谓之热灼胸膈证。

(2)证候表现:身热不已,烦躁不安,胸膈灼热如焚,唇焦咽燥,口渴或咽喉肿痛,小便短赤,大便秘结,舌红苔黄,脉滑数等。

(3)证候分析:本证多由邪热燔灼胸膈,伤津扰神所致。里热炽盛,蒸腾于外,故身热不已;热邪燔灼胸膈,致使胸膈灼热如焚;内扰心神,故烦躁不安;邪热伤津,失于濡润,则口渴、唇焦咽燥、便秘;小便化源不足,故小便短赤;火热上炎,咽喉脉络气血壅滞,则可致咽喉肿痛;舌红苔黄,脉滑数乃里热炽盛之象。

(4)辨证要点:身热不已,烦躁不安,胸膈灼热如焚。

(三)营分证

1.含义

邪热侵入营分,耗伤营阴,内扰心神所产生的证候,谓之营分证。

2.证候表现

身热夜甚,口干但不甚渴饮,心烦不寐,或时有谵语,斑疹隐隐,舌红绛,脉细数等。

3.证候分析

木证多因邪入营分,耗伤营阴,内扰心神所致。邪在营分,入夜卫阳入里,增助正气,正邪斗争剧烈,故身热夜甚;邪热耗伤阴津,故口干;热邪能蒸腾营阴上潮于口,因而又不甚渴饮;营热扰心,神明为之所乱,故轻则心烦不寐,甚则时有谵语;若热窜血络,可见斑疹隐隐;舌红绛,脉细数乃营分热盛伤阴之象。

4.辨证要点

身热夜甚,口干不甚渴饮,心烦不寐,斑疹隐隐,舌红绛。

**(四)血分证**

血分证是邪热深入血分,耗血动血所产生的一类证候。

营为血之浅层,故热在营分不解,则深入血分。此外,卫分、气分之邪不解,亦可径传血分。血分病变,病位最深,病多危重,一般见于温病的极期或后期。热入血分,一方面,邪热炽盛,迫血妄行,另一方面,邪热耗血,血热相搏而致热瘀互结。血分证虽然血为热耗,但仍以邪实为主。若邪热久羁,耗伤阴液,亦可产生血分虚热证。根据其临床表现,主要可分为以下几种类型。

1.热盛动血证

(1)含义:血分邪热炽盛,扰乱心神,迫血妄行所产生的证候,谓之热盛动血证。

(2)证候表现:身灼热,夜间尤甚,躁扰不安,甚或昏狂谵妄,斑疹稠密,色深红、紫红,甚则紫黑,或吐衄便血,女子非其时而行经,舌质深绛,脉数等。

(3)证候分析:本证多由营分热邪内传,或卫分、气分热邪径传血分,致血分热炽,迫血妄行,内扰心神使然。邪在血分,入夜卫阳由表入里,增助正气,正邪斗争剧烈,故身热而夜间尤甚;邪热扰心,神明为之所乱,故轻则躁扰不安,甚则昏狂谵妄;邪热损伤血络,迫血妄行,故可见斑疹稠密,色深红、紫红或紫黑,吐衄、便血或女子非其时而行经;舌深绛、脉数乃热炽血分之象。

(4)辨证要点:身灼热夜甚,斑疹透露,舌深绛脉数。

2.热与血结证

(1)含义:热邪深入血分,血热搏结,蓄于下焦所产生的证候,谓之热与血结证。

(2)证候表现:发热,小腹急结或硬满,按之疼痛,小便自利,大便色黑,神志如狂,时清时乱,口干但欲漱水不欲咽,舌绛紫而黯,或有瘀斑,脉沉实或涩等。

(3)证候分析:本证系热邪深入血分,血热互结,内扰心神,阻滞气机所致。热在血分,故发热;热与血结,瘀热蓄于下焦,脉络不利,气机不畅,故小腹急结,或硬满,按之疼痛;血热互结小腹,病不在膀胱,未影响膀胱气化,因而小便正常(自利);瘀血由大便排出,则大便色黑;瘀热上扰心神,神明为之所乱,故神志错乱如狂,时清时乱;瘀血内阻,津液输布障碍而不匮乏,故口干但欲漱水不欲咽;舌绛紫而黯,或有瘀斑,脉沉实或涩乃热瘀互结,气血运行受阻之象。

(4)辨证要点:小腹急结、硬满,神志如狂、时清时乱,舌绛紫或有瘀斑。

**3.热盛动风证**

(1)含义:血分热盛,燔灼肝经,引动肝风所产生的证候,谓之热盛动风证。

(2)证候表现:身灼热,夜间尤甚,斑疹透露,色深红、紫红或紫黑,头痛,喷射性呕吐,突然神昏,四肢抽搐,角弓反张,两目上视,牙关紧闭,颈项强直,瞳孔不等大,舌深绛或绛紫,脉弦数。

(3)证候分析:本证多由营分热邪传入血分,或热邪由卫分、气分径传血分,血分热盛,燔灼肝经,引动肝风所致。邪在血分,入夜卫阳由表入里,增助体内正气,正邪斗争剧烈,故身灼热而夜间尤甚;热炽血分,损伤血络,迫血妄行,血瘀皮下,故斑疹透露;邪热上炎,气血上涌,气血壅滞脑窍,因而头痛剧烈;气机随之上逆,胃失和降,则出现喷射性呕吐;邪热、气血上涌,清窍被蒙,故突然神昏;热灼肝经,引动肝风,风动筋挛,因而出现四肢抽搐,角弓反张,牙关紧闭,两目上视,颈项强直,瞳孔不等大等症;舌深绛、绛紫,脉弦数乃热盛动风之象。

(4)辨证要点:身灼热夜甚,斑疹透露,抽搐。

**4.血分虚热证**

(1)含义:血分邪热久羁,耗伤肝肾之阴,虚热内生,邪少虚多所产生的证候,谓之血分虚热证。

(2)证候表现:持续低热,手足心热甚于手足背,或暮热朝凉,热退无汗,五心烦热,口干咽燥,肢体干瘦,神倦耳聋,舌干绛,甚则紫晦而干,脉虚或结代。

(3)证候分析:本证多由血分实热证演变而来,由血分邪热损伤肝肾阴液,邪少虚多,虚热内生,形体失养所致。邪热耗伤肝肾之阴,虚热内生,故五心烦热、持续性低热;手足心为阴经循行部位,阴虚内热,因而手足心热甚于手足背;午后、夜间卫阳由表入里,使体内偏亢的阳气更加亢盛,故傍晚夜间发热;早晨,卫阳由里出表,因阳气外出,内热减轻而热退,故致暮热朝凉,热退无汗;阴虚津亏,失于濡润滋养,因而口干咽燥,肢体干瘦;阴精亏损,神失濡养则神倦;耳窍失养,则耳聋;舌干绛,甚则紫晦而干,为肝肾阴虚之象;脉虚乃正虚之候;脉气时有不续则脉结代。

(4)辨证要点:持续低热或暮热朝凉,热退无汗,五心烦热,舌绛脉虚。

5.阴虚动风证

(1)含义:血分邪热久羁,耗伤肝肾之阴,水不涵木,筋脉失养,虚风内动,谓之阴虚动风证。

(2)证候表现:手足蠕动或瘛疭,口角颤动、筋惕肉瞤,心中憺憺大动,时时欲脱,消瘦,神倦,咽燥,口唇干裂,舌干绛或光绛无苔,脉虚等。

(3)证候分析:本证见于温病后期,因邪热久羁血分,劫灼肝肾之阴,水不涵木,筋脉失养,虚风内动所致。肝肾同居下焦,乙癸同源,相互资生,相互影响。热邪久羁血分,灼伤肝肾之阴,水不涵木,筋脉拘急,因而手足蠕动、瘛疭、口角颤动、筋惕肉瞤;阴虚水亏,虚风内扰,而致心中憺憺大动;阴亏液涸,阴阳失于维系,可见时时欲脱;阴液亏虚,形神失润、失养,故形体消瘦、神倦、咽燥、口唇干裂;舌干绛或光绛无苔,脉虚乃肝肾阴液大亏之征。

(4)辨证要点:手足蠕动或瘛疭,舌干绛或光绛,脉虚。

**二、卫气营血病证的传变**

卫气营血证候的传变形式大致有两种。

**(一)顺传**

病邪首先侵入卫分,由卫分开始,按照卫气营血的顺序依次传变。此种传变见于病发于表的温病。反映病邪由表入里、由浅入深、病情由轻而重。这种传变是温热病发展演变的一般规律。

**(二)逆传**

病邪侵入卫分,不经过气分阶段而径入营分、血分,是病情迅速恶化的表现。

另外,亦有开始发病就出现气分证或营分证,由气分渐次深入营分、血分;或由营分传入血分。病邪亦可由里达外。见于病发于里的温病。发病之初即出现营分证或血分证,而后转出气分。病邪由表入里标志病情由轻转重;由里达外,则提示病情由重转轻。

温病在传变过程中,卫气营血的界限并非都是截然可分的。有的证候交叉重迭,如卫气同病、卫营同病、气营两燔、气血两燔,甚至卫气营血同时受累,表里三焦俱病等。故临证时应该熟练掌握卫气营血各类证候的临床特点,全面分析病情,做出诊断,不必拘泥于顺传、逆传之说。

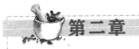

# 第二章

# 肝胆系病证

## 第一节 胁 痛

胁痛是以一侧或两侧胁肋疼痛为主要表现的病证。其主要为肝胆疏泄失调、气机郁结所致,与肝胆关系密切。

西医学的急慢性肝炎、胆囊炎、胆石症等疾病的过程中出现胁痛,可参考本节辨证治疗。

### 一、病因病机

#### (一)肝气郁结

情志抑郁,或大怒伤肝,肝失疏泄,气机不畅,络脉痹阻,而致胁痛。

#### (二)瘀血停着

气机郁滞,久则致血流不畅,瘀血停积,胁络痹阻;或强力负重伤及胁络,瘀血停留,阻滞不通,致使胁痛。

#### (三)肝胆湿热

外来湿热内侵,或饮食所伤致脾失健运,湿浊中阻,郁而化热,湿热蕴结,令肝胆疏泄失调而胁痛。

#### (四)肝阴不足

久病或劳欲过度,耗伤精血,肝阴不足,血虚不能养肝,肝之脉络失养,而致出现胁痛。

### 二、辨证论治

胁痛辨证,首先应根据疼痛的性质及相关的症状,区别气血虚实。一般胀痛多属气郁,疼痛游走无定;刺痛多属血瘀,痛有定所;隐痛多属阴虚,其痛绵绵;湿热胁痛,多疼痛剧烈,且伴有口苦。本证以实证为多见,实证又以气滞、血瘀、湿热为主,以气滞为先;虚证多属阴血亏损,肝失所养。治疗上实证多采用疏导祛邪以通,虚证则滋养不足以荣通。

### (一)肝气郁结

#### 1.证候

胁痛以胀痛为主,疼痛游走不定,每因情志异常而加重,胸闷,食少嗳气,苔薄脉弦。

#### 2.证候分析

肝气郁结,失于条达,阻于胁络故胁肋胀痛。气属无形,时聚时散,聚散无常,游走不定,故疼痛走窜不定。情志异常,则气机紊乱,故疼痛随情志异常而加重。肝气不畅,横逆犯胃,故胸闷食少嗳气。脉弦为肝郁之象。

#### 3.治法

疏肝理气,通络止痛。

#### 4.方药

柴胡疏肝散(柴胡、香附、枳壳、川芎、芍药、甘草)加减。胁痛重者,酌加青皮、川楝子、郁金以增强理气止痛的作用。若见恶心呕吐,可加藿香、砂仁等以增其和胃降逆之功。胁痛肠鸣腹泻者,可加白术、茯苓、薏苡仁等以健脾利湿止泻。

### (二)瘀血停着

#### 1.证候

胁肋刺痛,痛有定处,入夜更甚,或胁肋下见痞块,舌质紫暗,脉象沉涩。

#### 2.证候分析

肝郁日久,气滞血瘀,或跌仆损伤致瘀血停着,痹阻胁络故胁痛如针刺,痛处不移。血属阴,夜为阴时,故入夜痛甚。瘀结停滞,积久不散,则渐成痞块。舌质紫暗、脉象沉涩均属瘀血内停之征。

#### 3.治法

活血祛瘀,通络止痛。

#### 4.方药

血府逐瘀汤(生地黄、赤芍药、枳壳、牛膝、柴胡、当归、川芎、桃仁、桔梗、甘草、红花)加减。若胁肋下有痞块而正气未衰者,可加三棱、莪术、土鳖虫等以增强破瘀散坚之力。

### (三)肝胆湿热

1.证候

胁痛,口苦,胸闷纳呆,恶心欲呕,小便黄赤,或目黄、身黄,舌苔黄腻,脉弦滑数者。

2.证候分析

湿热蕴结于肝胆,肝失疏泄,胆气上逆故胁痛口苦。湿热中阻,脾胃升降失常,故胸闷纳呆、恶心欲呕。湿热交蒸,胆汁不循常道而外溢,故出现目黄,身黄,小便黄赤。舌苔黄腻,脉弦滑数,均是肝胆湿热之征。

3.治法

清利湿热,疏肝利胆。

4.方药

龙胆泻肝汤(龙胆草、生地黄、木通、泽泻、车前子、当归、柴胡、栀子、黄芩、甘草)加减。若发热、黄疸者,可加茵陈、虎杖以清热利湿除黄。若胁肋剧痛,连及肩背可加金钱草、海金沙、郁金、延胡索等以行气利胆。若热盛伤津,大便秘结者,可加大黄、芒硝以泄热通便。

### (四)肝阴不足

1.证候

胁肋隐痛,绵绵不休,遇劳加重,口干咽燥,心中烦热,头晕目眩,舌红少苔,脉弦细而数。

2.证候分析

肝郁化热耗伤肝阴,或久病体虚,肝血亏损,不能濡养肝络故胁肋隐痛,绵绵不休,遇劳加重。阴虚内热,津伤燥扰,故口干咽燥,心中烦热。精血亏虚,不能上荣,故头晕目眩。舌红少苔,脉细弦而数,均为阴虚内热之象。

3.治法

滋养肝阴,柔肝止痛。

4.方药

一贯煎(生地黄、枸杞子、沙参、麦冬、当归、川楝子)加减。心中烦热可加炒栀子、酸枣仁以清热安神。头晕目眩可加山茱萸、女贞子、菊花以益肾清肝。

### 三、针灸治疗

### (一)肝气郁结

可选取中庭、期门、肝俞、侠溪、足三里穴,用泻法。每天1~2次。

**（二）瘀血停着**

可选取膈俞、三阴交、行间、大包、京门、阿是穴，用泻法。每天1～2次。

**（三）肝胆湿热**

可选取期门、日月、支沟、阳陵泉、太冲穴，用泻法。每天1～2次。

**（四）肝阴不足**

可选取内关、阴郄、心俞、太溪、三阴交穴，用补法，可灸。每天1～2次。

# 第二节 黄 疸

黄疸是以目黄、身黄、小便黄为主症的一种病证，其中目睛黄染尤为本病的重要特征。

《黄帝内经》即有关于黄疸病名和主要症状的记载，如《素问·平人气象论》说："溺黄赤，安卧者，黄疸，……目黄者曰黄疸。"

汉·张仲景《伤寒杂病论》把黄疸分为黄疸、谷疸、酒疸、女劳疸、黑疸五种，并对各种黄疸的形成机制、症状特点进行了探讨，其创制的茵陈蒿汤成为历代治疗黄疸的重要方剂。《诸病源候论》根据本病发病情况和所出现的不同症状，区分为二十八候。《圣济总录》又分为九疸、三十六黄。两书都记述了黄疸的危重证候"急黄"，并提到了"阴黄"一证。

宋·韩祗和《伤寒微旨论·阴黄证》除论述了黄疸的"阳证"外，并详述了阴黄的辨证施治，指出："伤寒病发黄者，古今皆为阳证治之……无治阴黄法。"

元·罗天益在《卫生宝鉴》中又进一步把阳黄与阴黄的辨证施治加以系统化，对临床具有重要指导意义。程钟龄《医学心悟》创制茵陈术附汤，至今仍为治疗阴黄的代表方剂。《景岳全书·黄疸》篇提出了"胆黄"的病名，认为"胆伤则胆气败，而胆液泄，故为此证。"初步认识到黄疸的发生与胆液外泄有关。

清·沈金鳌《沈氏尊生书·黄疸》篇有"天行疫疠，以致发黄者，俗称之瘟黄，杀人最急"的记载，对黄疸可有传染性及严重的预后转归有所认识。

本节讨论以身目黄染为主要表现的病证。黄疸常与胁痛、癥积、鼓胀等病证并见，应与之互参。本病证与西医所述黄疸意义相同，可涉及西医学中肝细胞性黄疸、阻塞性黄疸和溶血性黄疸。临床常见的急慢性肝炎、肝硬化、胆囊炎、胆结石、钩端螺旋体病、蚕豆黄及某些消化系统肿瘤等疾病,凡出现黄疸者,均可参照本节辨证施治。

## 一、病因病机

黄疸的病因有外感和内伤两个方面,外感多属湿热疫毒所致,内伤常与饮食、劳倦、病后有关。黄疸的病机关键是湿,由于湿邪困遏脾胃,壅塞肝胆,疏泄失常,胆汁泛溢而发生黄疸。

### (一)病因

#### 1.外感湿热疫毒

夏秋季节,暑湿当令,或因湿热偏盛,由表入里,内蕴中焦,湿郁热蒸,不得泄越,而致发病。若湿热夹时邪疫毒伤人,则病势尤为暴急,具有传染性,表现热毒炽盛,内及营血的危重现象,称为急黄。如《诸病源候论·急黄候》指出:"脾胃有热,谷气郁蒸,因为热毒所加,故卒然发黄,心满气喘,命在顷刻,故云急黄也。"

#### 2.内伤饮食、劳倦

(1)过食酒热甘肥或饮食不洁:长期嗜酒无度,或过食肥甘厚腻,或饮食污染不洁,脾胃损伤,运化失职,湿浊内生,郁而化热,湿热熏蒸,胆汁泛溢而发为黄疸。如《金匮要略·黄疸病脉证并治》说:"谷气不消,胃中苦浊,浊气下流,小便不通……身体尽黄,名曰谷疸。"《圣济总录·黄疸门》说:"大率多因酒食过度,水谷相并,积于脾胃,复为风湿所搏,热气郁蒸,所以发为黄疸。"

(2)饮食饥饱、生冷或劳倦病后伤脾:长期饥饱失常,或恣食生冷,或劳倦太过,或病后脾阳受损,都可导致脾虚寒湿内生,困遏中焦,壅塞肝胆,致使胆液不循常道,外溢肌肤而为黄疸。如《类证治裁·黄疸》篇说:"阴黄系脾脏寒湿不运,与胆液浸淫,外渍肌肤,则发而为黄。"

#### 3.病后续发

胁痛、癥积或其他疾病之后,瘀血阻滞,湿热残留,日久损肝伤脾,湿遏瘀阻,胆汁泛溢肌肤,也可产生黄疸。如《张氏医通·杂门》指出:"有瘀血发黄,大便必黑,腹胁有块或胀,脉沉或弦。"

### (二)病机

黄疸的病理因素有湿邪、热邪、寒邪、疫毒、气滞、瘀血六种,但其中以湿邪为主,黄疸形成的关键是湿邪为患,如《金匮要略·黄疸病脉证并治》篇指出:"黄家所得,从湿得之。"

湿邪既可从外感受,亦可自内而生。如外感湿热疫毒,为湿从外受;饮食劳倦或病后瘀阻湿滞,属湿自内生。由于湿邪壅阻中焦,脾胃失健,肝气郁滞,疏泄不利,致胆汁输泄失常,胆液不循常道,外溢肌肤,下注膀胱,而发为目黄、肤黄、小便黄之病症。

黄疸的病位主要在脾胃肝胆,黄疸的病理表现有湿热和寒湿两端。由于致病因素不同及个体素质的差异,湿邪可从热化或从寒化。由于湿热所伤或过食甘肥酒热,或素体胃热偏盛,则湿从热化,湿热交蒸,发为阳黄。由于湿和热的偏盛不同,阳黄有热重于湿和湿重于热的区别。如湿热蕴积化毒,疫毒炽盛,充斥三焦,深入营血,内陷心肝,可见猝然发黄,神昏谵妄,痉厥出血等危重症,称为急黄。若病因寒湿伤人,或素体脾胃虚寒,或久病脾阳受伤,则湿从寒化。寒湿瘀滞,中阳不振,脾虚失运,胆液为湿邪所阻,表现为阴黄证。如黄疸日久,脾失健运,气血亏虚,湿滞残留,面目肌肤淡黄晦暗久久不能消退,则形成阴黄的脾虚血亏证。

阳黄、急黄、阴黄在一定条件下可以相互转化。如阳黄治疗不当,病情发展,病状急剧加重,热势鸱张,侵犯营血,内蒙心窍,引动肝风,则发为急黄。如阳黄误治失治,迁延日久,脾阳损伤,湿从寒化,则可转为阴黄。如阴黄复感外邪,湿郁化热,又可呈阳黄表现,病情较为复杂。

在黄疸的预后转归方面,一般说来,阳黄病程较短,消退较易;但阳黄湿重于热者,消退较缓,应防其迁延转为阴黄。急黄为阳黄的重症,湿热疫毒炽盛,病情重笃,常可危及生命,若救治得当,亦可转危为安。阴黄病程缠绵,收效较慢;倘若湿浊瘀阻肝胆脉络,黄疸可能数月或经年不退,须耐心调治。总之黄疸以速退为顺,如《金匮要略·黄疸病脉证并治》指出:"黄疸之病,当以十八日为期,治之十日以上瘥,反剧者为难治。"若久病不愈,气血瘀滞,伤及肝脾,则有酿成癥积、鼓胀之可能。

## 二、诊查要点

### (一)诊断依据

(1)目黄、肤黄、小便黄,其中目睛黄染为本病的重要特征。

(2)常伴食欲减退,恶心呕吐,胁痛腹胀等症状。

(3)常有外感湿热疫毒,内伤酒食不节,或有胁痛、癥积等病史。

### (二)病证鉴别

#### 1.黄疸与萎黄

黄疸发病与感受外邪、饮食劳倦或病后有关;其病机为湿滞脾胃,肝胆失疏,胆汁外溢;其主症为身黄、目黄、小便黄。萎黄之病因与饥饱劳倦、食滞虫积或病后失血有关;其病机为脾胃虚弱,气血不足,肌肤失养;其主症为肌肤萎黄不泽,目睛及小便不黄,常伴头昏倦怠、心悸少寐,纳少便溏等症状。

2.阳黄与阴黄

临证应根据黄疸的色泽,并结合症状、病史予以鉴别。阳黄黄色鲜明,发病急,病程短,常伴身热,口干苦,舌苔黄腻,脉象弦数。急黄为阳黄之重症,病情急骤,疸色如金,兼见神昏、发斑、出血等危象。阴黄黄色晦暗,病程长,病势缓,常伴纳少、乏力、舌淡、脉沉迟或细缓。

**(三)相关检查**

血清总胆红素能准确地反映黄疸的程度,结合胆红素、非结合胆红素定量对鉴别黄疸类型有重要意义。

尿胆红素及尿胆原检查亦有助鉴别。

此外,肝功能、肝炎病毒指标、B超、CT、MRI、胃肠钡餐检查、消化道纤维内镜、内镜逆行胰胆管造影、肝穿刺活检等均有利于确定黄疸的原因。

**三、辨证要点**

黄疸的辨证,应以阴阳为纲,阳黄以湿热疫毒为主,其中有热重于湿、湿重于热、胆腑郁热与疫毒炽盛的不同;阴黄以脾虚寒湿为主,注意有无血虚血瘀表现。临证应根据黄疸的色泽,结合病史、症状,区别阳黄与阴黄。

**四、治疗要点**

黄疸的治疗大法,主要为化湿邪,利小便。化湿可以退黄,如属湿热,当清热化湿,必要时还应通利腑气,以使湿热下泄;如属寒湿,应予健脾温化。利小便,主要是通过淡渗利湿,达到退黄的目的。正如《金匮要略》所说:"诸病黄家,但利其小便。"至于急黄热毒炽盛,邪入心营者,又当以清热解毒、凉营开窍为主;阴黄脾虚湿滞者,治以健脾养血,利湿退黄。

**五、证治分类**

**(一)阳黄**

1.热重于湿证

证候:身目俱黄,黄色鲜明,发热口渴,或见心中懊恼,腹部胀闷,口干而苦,恶心呕吐,小便短少黄赤,大便秘结,舌苔黄腻,脉象弦数。

证机概要:湿热熏蒸,困遏脾胃,壅滞肝胆,胆汁泛溢。

治法:清热通腑,利湿退黄。

代表方:茵陈蒿汤加减。本方有清热通腑,利湿退黄的作用,是治疗湿热黄疸的主方。

常用药:茵陈蒿为清热利湿退黄之要药;栀子、大黄、黄柏、连翘、垂盆草、蒲公英,清热泻下;茯苓、滑石、车前草利湿清热,使邪从小便而去。

如胁痛较甚,可加柴胡、郁金、川楝子、延胡索等疏肝理气止痛;如热毒内盛,心烦懊恼,可加黄连、龙胆草,以增强清热解毒作用;如恶心呕吐,可加橘皮、竹茹、半夏等和胃止呕。

2.湿重于热证

证候:身目俱黄,黄色不及前者鲜明,头重身困,胸脘痞满,食欲减退,恶心呕吐,腹胀或大便溏垢,舌苔厚腻微黄,脉象濡数或濡缓。

证机概要:湿遏热伏,困阻中焦,胆汁不循常道。

治法:利湿化浊运脾,佐以清热。

代表方:茵陈五苓散合甘露消毒丹加减。二方比较,前者作用在于利湿退黄,使邪从小便中去;后者作用在于利湿化浊,清热解毒,是湿热并治的方剂。

常用药:藿香、白蔻仁、陈皮芳香化浊,行气悦脾;茵陈蒿、车前子、茯苓、黄芩、连翘利湿清热退黄。

如湿阻气机,胸腹痞胀,呕恶食欲缺乏等症较著,可加入苍术、厚朴、半夏,以健脾燥湿,行气和胃。

本证湿重于热,湿为阴邪,黏腻难解,治法当以利湿化浊运脾为主,佐以清热,不可过用苦寒,以免脾阳受损。如治疗失当,迁延日久,则易转为阴黄。如邪郁肌表,寒热头痛,宜先用麻黄连翘赤小豆汤疏表清热,利湿退黄,常用药如麻黄、藿香疏表化湿,连翘、赤小豆、生梓白皮清热利湿解毒,甘草和中。

3.胆腑郁热证

证候:身目发黄,黄色鲜明,上腹、右胁胀闷疼痛,牵引肩背,身热不退,或寒热往来,口苦咽干,呕吐呃逆,尿黄赤,大便秘,苔黄舌红,脉弦滑数。

证机概要:湿热砂石郁滞,脾胃不和,肝胆失疏。

治法:疏肝泄热,利胆退黄。

代表方:大柴胡汤加减。本方有疏肝利胆,通腑泄热的作用,适用于肝胆失和,胃腑结热之证。

常用药:柴胡、黄芩、半夏和解少阳,和胃降逆;大黄、枳实通腑泄热;郁金、佛手、茵陈、山栀疏肝利胆退黄;白芍、甘草缓急止痛。

若砂石阻滞,可加金钱草、海金沙、玄明粉利胆化石;恶心呕逆明显,加厚朴、竹茹、陈皮和胃降逆。

**4.疫毒炽盛证(急黄)**

证候:发病急骤,黄疸迅速加深,其色如金,皮肤瘙痒,高热口渴,胁痛腹满,神昏谵语,烦躁抽搐,或见衄血、便血,或肌肤瘀斑,舌质红绛,苔黄而燥,脉弦滑或数。

证机概要:湿热疫毒炽盛,深入营血,内陷心肝。

治法:清热解毒,凉血开窍。

代表方:《千金》犀角散加味。本方功能清热退黄,凉营解毒,适用于湿热疫毒所致的急黄。

常用药:犀角(用水牛角代)、黄连、栀子、大黄、板蓝根、生地、玄参、丹皮清热凉血解毒;茵陈、土茯苓利湿清热退黄。

如神昏谵语,加服安宫牛黄丸以凉开透窍;如动风抽搐者,加用钩藤、石决明,另服羚羊角粉或紫雪丹,以息风止痉;如衄血、便血、肌肤瘀斑重者,可加黑地榆、侧柏叶、紫草、茜根炭等凉血止血;如腹大有水,小便短少不利,可加马鞭草、木通、白茅根、车前草,并另吞琥珀、车前仁、沉香粉,以通利小便。

**(二)阴黄**

**1.寒湿阻遏证**

证候:身目俱黄,黄色晦暗,或如烟熏,脘腹痞胀,纳呆减少,大便不实,神疲畏寒,口淡不渴,舌淡苔腻,脉濡缓或沉迟。

证机概要:中阳不振,寒湿滞留,肝胆失于疏泄。

治法:温中化湿,健脾和胃。

代表方:茵陈术附汤加减。本方温化寒湿,用于寒湿阻滞之阴黄。

常用药:附子、白术、干姜,温中健脾化湿;茵陈、茯苓、泽泻、猪苓,利湿退黄。

若脘腹胀满,胸闷、呕恶显著,可加苍术、厚朴、半夏、陈皮,以健脾燥湿,行气和胃;若胁腹疼痛作胀,肝脾同病者,当酌加柴胡、香附以疏肝理气;若湿浊不清,气滞血结,胁下癥结疼痛,腹部胀满,肤色苍黄或黧黑,可加服硝石矾石散,以化浊祛瘀软坚。

**2.脾虚湿滞证**

证候:面目及肌肤淡黄,甚则晦暗不泽,肢软乏力,心悸气短,大便溏薄,舌质淡苔薄,脉濡细。

证机概要:黄疸日久,脾虚血亏,湿滞残留。

治法:健脾养血,利湿退黄。

代表方:黄芪建中汤加减。本方可温中补虚,调养气血,适用于气血亏虚,脾胃虚寒之证。

常用药:黄芪、桂枝、生姜、白术益气温中,当归、白芍、甘草、大枣补养气血,茵陈、茯苓利湿退黄。

如气虚乏力明显者,应重用黄芪,并加党参,以增强补气作用;畏寒,肢冷,舌淡者,宜加附子温阳祛寒;心悸不宁,脉细而弱者,加熟地、何首乌、酸枣仁等补血养心。

### (三)黄疸消退后的调治

黄疸消退,有时并不代表病已痊愈。如湿邪不清,肝脾气血未复,可导致病情迁延不愈,或黄疸反复发生,甚至转成癥积、鼓胀。因此,黄疸消退后,仍须根据病情继续调治。

1.湿热留恋证

证候:脘痞腹胀,胁肋隐痛,饮食减少,口中干苦,小便黄赤,苔腻,脉濡数。

证机概要:湿热留恋,余邪未清。

治法:清热利湿。

代表方:茵陈四苓散加减。

常用药:茵陈、黄芩、黄柏清热化湿;茯苓、泽泻、车前草淡渗分利;苍术、苏梗、陈皮化湿行气宽中。

2.肝脾不调证

证候:脘腹痞闷,肢倦乏力,胁肋隐痛不适,饮食欠香,大便不调,舌苔薄白,脉来细弦。

证机概要:肝脾不调,疏运失职。

治法:调和肝脾,理气助运。

代表方:柴胡疏肝散或归芍六君子汤加减。前方偏重于疏肝理气,用于肝脾气滞者;后方偏重于调养肝脾,用于肝血不足,脾气亏虚者。

常用药:当归、白芍、柴胡、枳壳、香附、郁金养血疏肝,党参、白术、茯苓、山药益气健脾,陈皮、山楂、麦芽理气助运。

3.气滞血瘀证

症见胁下结块,隐痛、刺痛不适,胸胁胀闷,面颈部见有赤丝红纹,舌有紫斑或紫点,脉涩。

证机概要:气滞血瘀,积块留着。

治法:疏肝理气,活血化瘀。

代表方:逍遥散合鳖甲煎丸。

常用药:柴胡、枳壳、香附疏肝理气;当归、赤芍、丹参、桃仁、莪术活血化瘀。并服鳖甲煎丸,以软坚消积。

### 六、预防调护

#### (一)预防

黄疸与多种疾病有关,本病要针对不同病因予以预防。

(1)在饮食方面,要讲究卫生,避免不洁食物,注意饮食节制,勿过嗜辛热甘肥食物,应戒酒类饮料。

(2)对有传染性的患者,从发病之日起至少隔离 30～45 天,并注意餐具消毒,防止传染他人。注射用具及手术器械宜严格消毒,避免血液制品的污染,防止血液途径传染。

(3)注意起居有常,不妄作劳,顺应四时变化,以免正气损伤,体质虚弱,邪气乘袭。

(4)有传染性的黄疸病流行期间,可进行预防服药,可用茵陈蒿 90 g,生甘草 6 g,或决明子 15 g,贯众 15 g,生甘草 10 g,或茵陈蒿 30 g,凤尾草 15 g,水煎,连服 3～7 天。

#### (二)调护

关于本病的调护,应注意以下几个方面。

(1)在发病初期,应卧床休息,急黄患者须绝对卧床。

(2)恢复期和转为慢性久病患者,可适当参加体育活动,如散步、太极拳、静养功之类。

(3)保持心情愉快舒畅,肝气条达,有助于病情康复。

(4)进食富于营养而易消化的饮食,以补脾益肝;禁食辛辣、油腻、酒热之品,防止助湿生热,碍脾运化。

(5)密切观察脉证变化,若出现黄疸加深,或出现斑疹吐衄,神昏痉厥,应考虑热毒耗阴动血,邪犯心肝,属病情恶化之兆;如出现脉象微弱欲绝,或散乱无根,神志恍惚,烦躁不安,为正气欲脱之征象,均须及时救治。

# 第三节 积 聚

积聚是指以腹内结块，或胀或痛为主要临床表现的一种病症。积是有形，固定不移，痛有定处，病属血分，乃为脏病；聚是无形，聚散无常，痛无定处，病在气分，乃为腑病。积与聚关系密切，故并而讨论。

积聚之名首见于《黄帝内经》。《灵枢·五变》篇说："人之善病肠中积聚者……如此则胃肠恶，恶则邪气留止，积聚乃伤。"《金匮要略·五脏风寒积聚病脉证并治》篇说明了积与聚的不同，指出："积者，脏病也，终不移；聚者，腑病也，发作有时，辗转痛移。"《景岳全书·积聚》篇认为积聚的治疗"总其要不过四法，曰攻曰消曰散曰补，四者而已。"《医宗必读·积聚》提出积聚应分初、中、末三阶段而治疗的原则。在古代医籍中，积聚亦称为癥瘕，如《诸病源候论·癥瘕病诸候》指出："癥瘕者，皆由寒温不调，饮食不化，与脏器相搏结所生也。其病不动者，直名为癥；如病虽有结瘕而可推移者，名为瘕。瘕者假也，谓虚假可动也。"《杂病广要·积聚》篇更明确指出："癥即积，瘕即聚。"

现代医学的肝脾肿大、腹腔肿瘤及增生性肠结核等疾病，多属"积"之范畴；而胃肠功能紊乱、不完全性肠梗阻等疾病所致的包块多属"聚"之范畴，可参考本节进行辨证论治。

## 一、病因病机

积聚的发生，多因情志失调，或饮食所伤，或寒邪外袭，以及病后体虚，或黄疸、疟疾等经久不愈，致肝脾受损，脏腑失和，气机阻滞，淤血内停或痰湿凝滞而成。

### (一)情志失调

情志不舒，肝气郁结，气机阻滞，血行不畅，气滞血瘀，日积月累，结积成块发为积聚，《金匮翼·积聚统论》篇说："凡忧思郁怒，久不得解者，多成此疾。"

### (二)饮食所伤

酒食不节，饥饱失宜，损伤脾胃，脾失健运，精微不布，湿浊凝聚成痰，痰阻气机，血行不畅，脉络壅塞，痰浊和气血搏结，而成本病。另外若纳食时遇怒，食气交阻，气机不畅，也可形成聚证。

### (三)感受寒湿

寒湿侵袭,伤及中阳,脾不健运,湿痰内聚,阻滞气机,气血瘀滞渐成积块。《灵枢·百病始生》篇说:"积之始生,得寒乃生。"亦有风寒侵袭,复因饮食所伤,脾失健运,湿浊不化,凝聚成痰,风、寒、痰、食诸邪与气血搏结,壅塞脉络;或外感寒邪,复因情志内伤,气因寒遏,脉络不畅,阴血凝聚亦可形成积聚。

### (四)久病邪恋

黄疸、胁痛病后,湿浊流连,气血蕴结;或久疟不愈,痰血凝结,脉络痹阻;或感染虫毒,致肝脾不和,气血凝滞;或久泻、久痢之后,脾气虚弱,营血运行不畅,均可导致积聚。积聚之病位主要在于肝脾。若肝气不畅,脾运失职,肝脾失调,可致气血凝滞,壅塞不通,形成腹中结块。

积聚之病机主要是气滞所导致的瘀血内结,至于湿热、风寒、痰浊均是促成气滞血瘀的间接因素。

同时,本病的形成、病机演变与正气强弱密切相关,正如《素问·经脉别论》说:"勇者气行则已,怯者则著而为病也。"一般初病多实,久则多虚实夹杂,后期则正虚邪实。少数聚证日久不愈,可以由气入血,转化为积证。癥积日久,瘀阻气滞,脾运失健,生化乏源,可导致气虚、血亏,甚则气阴并亏。若正气愈亏,气虚血涩,则癥积愈加不易消散,甚则逐渐增大。如病势进一步发展,还可以出现一些严重变证,如肝脾统藏失职,或瘀热灼伤血络,可致出血;若湿热蕴结中焦,可出现黄疸;如水湿泛滥,可出现腹满肢肿等症。

## 二、诊断

### (一)症状

积证以腹部可扪及或大或小、质地或软或硬的包块,并有胀痛或刺痛。积块出现之前,相应部位常有疼痛,或兼恶心、呕吐、腹胀,以及倦怠乏力,胃纳减退,逐渐消瘦等正气亏虚的症状。而积证的后期,一般虚损症状均较为突出。聚证以腹中气聚、攻窜胀痛、时作时止为临床特征。其发作时,可见病变部位有气聚胀满的现象,但一般扪不到包块,缓解时气聚胀满现象消失。

### (二)检查

结合病史,做 B 超、CT、胃肠钡剂 X 线检查及纤维内镜检查等有助于诊断。

## 三、鉴别诊断

积聚应与痞满相鉴别。痞满是指脘腹部痞塞胀满,为自觉症状,无块状物可触及；积聚则是腹内结块，或痛或胀，不仅有自觉症状，还可以触及结块。

## 四、辨证

积聚之证，按其病情和病机的不同，分别为积为聚；但就临床所见，每有先因气滞为聚，日久则血瘀成积，由于在病机上不能绝对划分，故前人以积聚并称。为了临证便于掌握，所以下面分别论述。

### (一)聚证

1.肝气郁结证

证候：腹中结块，时聚时散，攻窜胀痛，或脘胁胀闷不适，苔白，脉弦。

分析：肝失疏泄，气结作梗，腹气结聚，气机不畅，聚散失常，故结块时聚时散，攻窜胀痛，或脘胁胀闷不适；脉弦为肝气不舒，气机不利之象。

2.食滞痰阻证

证候：腹胀或痛，时有条索状物聚起，按则胀痛更甚，便秘，纳呆，舌苔腻，脉弦滑。

分析：食滞胃肠，脾运失司，湿痰内生，痰食互阻，气机不畅，故见腹胀或痛，便秘，纳呆；痰食阻滞，气聚不散，故腹部聚起条索状物，按之阻滞加重，故胀痛更甚；苔腻，脉弦滑均为食滞痰阻之征。

### (二)积证

1.气滞血阻证

证候：腹部积块软而不坚，固着不移，胀痛不适，舌苔薄，脉弦。

分析：气滞血阻，脉络不和，积而成块，故腹部积块固着不移，胀痛不适；病属初起，积犹未久，放积块软而不坚；脉弦为气滞之象。

2.瘀血内结证

证候：腹部积块硬痛不移，隐痛或刺痛，面黯，消瘦，纳减乏力，面颈胸臂或有赤脉如缕，女子月事不下，舌质紫黯或有瘀斑瘀点，脉细涩。

分析：气血凝结，脉络阻塞，血瘀成块，故腹部积块硬痛不移；营卫不和，脾胃失调，故纳减乏力，消瘦；瘀血阻滞，经脉不畅，故面黯，面颈胸臂或有赤脉如缕，女子月事不下；舌暗紫，脉细涩，均为病在血分，瘀血内结之象。

3.正虚血结证

证候：积块坚硬，疼痛逐渐加重，面色萎黄或黧黑，肌肉瘦削，饮食大减，神倦乏力，甚则面肢水肿，舌质淡紫，舌光无苔，脉细数或弦细。

分析：积块日久，血络瘀结，故积块日益坚硬，疼痛逐渐加重；瘀血久积，中气大伤,运化无权,故饮食大减,肌肉瘦削,神倦乏力;血瘀日久,新血不生,营气大虚,故面色萎黄,甚或黧黑;"血不利则为水",气血瘀阻,水湿泛滥,则面肢水肿;舌质淡紫,舌光无苔,脉细数或弦细,均为瘀血积久,气血耗伤,津液枯竭之象。

### 五、治疗

积证治疗宜分为初、中、末三阶段。初期多为邪实正未衰,治应以攻为主;中期多为邪实正虚,治应消补兼施;后期正虚为甚,应在培补气血扶正基础上,酌加攻瘀之剂。若气滞血阻者,予以理气活血;血瘀为主者,予以活血化瘀散结。

#### (一)中药治疗

1.聚证

(1)肝气郁结证:治以疏肝解郁,行气散结。

处方:逍遥散。方中柴胡、白芍、当归、薄荷养血疏肝;白术、茯苓、甘草调理脾胃。若气滞甚者,可加香附、青皮、木香等疏肝理气之品;若兼瘀象者,加玄胡、莪术等;若寒湿中阻,症见脘腹痞满,食少纳呆,舌苔白腻,脉象弦缓者,可用木香顺气散以温中散寒,行气化湿。

(2)食滞痰阻证:治以理气化痰,导滞散结。

处方:六磨汤。方中大黄、枳实、槟榔行气导滞通便;沉香、木香、乌药理气化痰,气机通畅,瘕聚自散。若痰湿较重,兼有食滞,腹气虽通,苔腻不化者,可用平胃散加山楂、六曲等以健脾消导,燥湿化痰;若因蛔虫结聚,阻于肠道者,可加鹤虱、雷丸、使君子等驱虫药。

2.积证

(1)气滞血阻证:治以理气活血,通络消积。

处方:金铃子散合失笑散。方中以金铃子疏肝理气;玄胡活血止痛;并以蒲黄、五灵脂活血祛瘀,使气血流通。若兼烦热口干、舌红,脉弦细者,加丹皮、山栀、赤芍、黄芩等凉血清热;若腹中冷痛,畏寒喜温,舌苔白,脉缓,可加肉桂、吴茱萸、当归等温经祛寒散结。

(2)瘀血内结证:治以祛瘀软坚,兼调脾胃。

处方:膈下逐瘀汤加减。方中当归、川芎、桃仁、红花、赤芍、五灵脂、牡丹皮、玄胡活血化瘀;香附、乌药、枳壳行气止痛;甘草益气缓中。并可加川楝子、三棱、莪术等以增强祛瘀软坚之力。本方与六君子汤间服,以补益脾胃,为攻补兼施之法。

(3)正虚瘀结证:治以补益气血,活血化瘀。

外方,八珍汤合化积丸。方中以三棱、莪术、香附、苏木、五灵脂、瓦楞子活血祛瘀,软坚散结;阿魏消痞去积;海浮石化痰软坚散结,槟榔理气泻下(便溏或腹泻者不宜使用)。积块日久,正气大伤,方用八珍汤大补气血。如头晕目眩,舌光无苔,脉象细数,阴伤甚者,可加生地、北沙参、枸杞、石斛等以养其津液。虽正气大伤,但积块坚硬,气血瘀滞,故用化积丸,上述两方可间服,并可根据病情采用补一攻一,或补二攻一治法。

**(二)针灸治疗**

**1.基本处方**

取肝俞、脾俞、期门、章门、中脘。

肝俞、脾俞与期门、章门,乃俞募配穴法,以理气化结;脏会章门,腑会中脘,通调腹气,化积消聚。

**2.加减运用**

肝气郁结证:加膻中、太冲、阳陵泉以疏肝解郁、行气散结。诸穴针用泻法。

食滞痰阻证:加下脘、丰隆以消食化痰,下脘针用泻法。余穴针用平补平泻法。

气滞血阻证:加太冲、血海、三阴交以理气活血、通络消积。诸穴针用泻法。

瘀血内结证:加合谷、血海、三阴交以祛瘀软坚、兼调脾胃。诸穴针用泻法。

正虚血结证:加胃俞、足三里以补益气血、活血化瘀。诸穴针用平补平泻法,或加灸法。

**3.其他**

耳针疗法:取肝、脾、胃,毫针浅刺,每次留针30分钟,每天1次;或用王不留行籽贴压。穴位注射疗法:取基本处方,用丹参注射液,或维生素$B_1$、维生素$B_{12}$注射液,每穴每次注射0.5~1.0 mL,每天1次,10次为1个疗程。

# 第四节 鼓 胀

鼓胀是以腹部胀大、皮色苍黄、甚则腹皮脉络暴露为特征的一种病证,因腹部膨胀如鼓而命名。鼓胀又有"水蛊""蛊胀""蜘蛛蛊"等名称。其主要为肝、脾、肾功能失调,气结、血瘀、水裹于腹中所致。

西医学的肝硬化、肝癌、结核性腹膜炎等疾病的过程中出现腹部膨胀如鼓，可参考本节辨证治疗。

## 一、病因病机

### (一)酒食不节

嗜酒过度，饮食不节，或嗜肥甘厚腻之品，损伤脾胃运化功能，致酒湿浊气蕴聚中焦，阻滞气机，脾胃气壅，肝失条达，气血郁滞，并逐渐由脾波及于肾，进而开阖不利，水湿逐渐增多，而成鼓胀。

### (二)情志所伤

情志抑郁，气机不畅，肝气横逆乘脾，脾失运化，水湿内停；肝气郁结，久则气滞血瘀；终致水裹、气结、血瘀于腹中，侵及于肾，肾开阖不利，水湿内停，而成鼓胀。

### (三)血吸虫感染

血吸虫感染后，未及时治疗，内伤肝脾，脉络瘀阻，气机升降失常，水湿内停，气、血、水停于腹中而成鼓胀。

### (四)脉络阻塞

黄疸、积聚等迁延日久，久则肝脾俱伤，肝失疏泄，脾失健运，气血凝滞，水湿内停，脉络瘀阻，或气郁与痰瘀凝结，终至肝脾肾三脏俱病，气、血、水停于腹中而成鼓胀。

鼓胀的病机首先在于肝脾的功能失调，肝气郁结，木郁克土，导致脾失健运，湿浊内生，阻滞气机，出现气滞湿阻的病证，在此基础上既可热化而出现湿热蕴结的病证，又可寒化出现寒湿困脾的病证。肝气郁结，气血凝聚，隧道壅塞，可出现肝脾血瘀证。肝脾日虚，水谷之精微不能输布以奉养他脏，进而累及肾脏，出现脾肾阳虚证或肝肾阴虚证。

## 二、辨证论治

本病的辨证，首辨虚实。腹胀按之不坚、胁下胀满疼痛多属气滞湿阻；腹大胀满，按之如囊裹水多属寒湿困脾证；腹大坚满、脘腹撑急多属湿热蕴结证；腹大坚满，胁腹刺痛，脉络怒张多属肝脾血瘀证；腹大胀满以晚上加重者，多属脾肾阳虚证；腹大胀满不舒，多属肝肾阴虚。

治疗方面，分清气滞、血瘀、湿热和寒湿的偏盛，分别采用理气祛湿、行气活血、健脾利水等法，必要时亦可暂用逐水峻剂，但注意不宜攻伐过猛，应遵循"衰其大半而止"的原则。

**(一)实证**

**1.气滞湿阻**

(1)证候:腹胀按之不坚,胁下胀满或疼痛,纳呆嗳气,小便短少,舌苔白腻,脉弦。

(2)证候分析:情志抑郁,肝失条达,气机郁滞,气滞湿阻,浊气充塞中焦,故腹胀不坚,胁下胀满疼痛。气滞湿阻中满,脾胃运化失职,故纳呆嗳气;水道不利,故小便短少。脉弦,苔白腻,为肝郁湿阻之象。

(3)治法:疏肝理气,行气化湿。

(4)方药:柴胡疏肝散(柴胡、香附、枳壳、川芎、芍药、甘草)加减。如胁下刺痛不移,面青舌紫,脉弦涩,可加延胡索、丹参等活血化瘀之品。小便短少,可加茯苓、泽泻利尿。

**2.寒湿困脾**

(1)症状:腹大胀满,按之如囊裹水,得热稍舒,甚则颜面及下肢浮肿,神疲畏寒,小便少,大便溏,舌苔白,脉缓。

(2)证候分析:寒湿停聚,困阻中焦,脾阳不运,故腹大胀满,按之如囊裹水,得热稍舒。脾为寒湿所困,阳气失于舒展,故神疲畏寒。寒湿困脾,水湿不行,故小便少,大便溏,下肢浮肿。苔白腻,脉缓均是寒湿困脾之候。

(3)治法:温中健脾,行气利水。

(4)方药:实脾散(白术、附子、干姜、甘草、木瓜、槟榔、茯苓、厚朴、木香、草果、大枣、生姜)。如浮肿明显,可加肉桂、猪苓、泽泻以助膀胱之气化而利小便。如胁腹胀痛,可加郁金、青皮、砂仁等以理气宽中。

**3.湿热蕴结**

(1)证候:腹大坚满,脘腹撑急,烦热口苦,渴不欲饮,小便赤涩,大便秘结或溏垢,舌边尖红,苔黄腻,脉象弦数。

(2)证候分析:湿热互结,浊水停聚故腹大坚满,脘腹撑急。湿热上蒸,故烦热口苦,渴不欲饮。湿热阻于肠道,故大便秘结或溏垢。湿热下注膀胱,气化不利,故小便赤涩。舌红,苔黄腻,脉弦数,均为湿热蕴结肝脾之象。

(3)治法:清热利湿,攻下逐水。

(4)方药:中满分消丸(黄芩、黄连、知母、厚朴、枳实、半夏、陈皮、茯苓、猪苓、泽泻、砂仁、干姜、姜黄、甘草、人参、白术)合茵陈蒿汤(茵陈蒿、山栀子、大黄)加减。如小便赤涩不利者,可加陈葫芦、滑石、蟋蟀粉(另吞服)以行水利窍。

4.肝脾血瘀

(1)证候:腹大坚满,脉络怒张,胁腹刺痛,面色黯黑,面颈胸臂有血痣,呈丝纹状,手掌赤痕,唇色紫褐,口渴,饮水不能下,大便色黑,舌质紫红或有紫斑,脉细涩。

(2)证候分析:瘀血阻于肝脾脉络之中,隧道不通,致水气内聚,故腹大坚满,脉络怒张,胁腹刺痛。病邪日深,瘀阻下焦,入肾则面色黯黑,入血则面颈胸臂等处出现血痣,手掌赤痕,唇色紫褐。阴络之血外溢,则大便色黑。水浊聚而不行,故口渴饮水不能下。舌紫红或有紫斑,脉象细涩,皆血瘀停滞之征。

(3)治法:活血化瘀,行气利水。

(4)方药:调营饮(当归、川芎、赤芍、莪术、延胡索、大黄、瞿麦、槟榔、葶苈子、赤茯苓、桑白皮、甘草、细辛、官桂、陈皮、大腹皮)加减。本方为急则治其标之法。如大便色黑,可加参三七、侧柏叶等化瘀止血。

(二)虚证

1.脾肾阳虚

(1)证候:腹大胀满不舒,早宽暮急,入夜尤甚,面色苍黄,脘闷纳呆,神倦怯寒,肢冷或下肢浮肿,小便短少不利,舌质胖淡紫,脉沉弦无力。

(2)证候分析:脾肾阳虚,水寒之气不化,早上阳气初生,入夜阴寒内盛,故腹胀大不舒,早宽暮急,入夜尤甚。脾阳虚不能运化水谷,故脘闷纳呆,面色苍黄。脾肾阳虚,失于温养,故神倦怯寒肢冷。肾阳不足,膀胱气化不行,故小便短少,下肢浮肿。舌体胖淡紫,脉沉弦无力,均为脾肾阳虚,内有瘀阻之象。

(3)治法:温补脾肾,化气行水。

(4)方药:附子理中丸(白术、炮附子、炮姜、炙甘草、人参)或《济生方》肾气丸(熟地、山茱萸、山药、牡丹皮、茯苓、泽泻、炮附子、牛膝、车前子、肉桂)合五苓散(白术、桂茯苓、猪苓、泽泻)加减。偏于脾阳虚的,用附子理中丸合五苓散,以温中扶阳化气行偏于肾阳虚的,用《济生》肾气丸以温肾化气行水。

2.肝肾阴虚

(1)证候:腹大胀满,或见青筋暴露,面色晦滞,口燥,心烦,失眠,牙龈出血,鼻衄,小便短少,舌质红绛少苔,脉弦细数。

(2)证候分析:肝肾阴虚,津液不能输布,水湿停聚中焦,故见腹大胀满,小便短少。血瘀阻滞于脉络,故见青筋暴露,面色晦滞。阴虚内热,扰乱心神,伤及脉络故见心烦,失眠,衄血。阴虚津液不能上承,故口燥。舌红绛少苔,脉弦细数,为肝肾阴血亏损之象。

（3）治法：滋养肝肾，凉血化瘀。

（4）方药：一贯煎（生地黄、枸杞子、沙参、麦冬、当归、川楝子）合膈下逐瘀汤（桃仁、牡丹皮、赤芍、乌药、延胡索、甘草、当归、川芎、五灵脂、红花、枳壳、香附）加减。口燥心烦，舌绛少津，可加玄参、石斛。尿少，可加猪苓、滑石。齿鼻衄血，可加仙鹤草、鲜茅根。

### 三、针灸治疗

#### （一）实证

（1）气滞湿阻：可选取太冲、膻中、中脘、气海、足三里、阴陵泉，用泻法。

（2）寒湿困脾：可选取脾俞、肾俞、水分、复溜、公孙、命门穴（灸），宜泻法兼灸。每天1～2次。

（3）湿热蕴结：可选取肝俞、阳陵泉、支沟、侠溪、天枢、水分、三阴交穴，用泻法。每天1～2次。

（4）肝脾血瘀：可选取期门、章门、石门、三阴交、梁门穴，用泻法。每天1～2次。

#### （二）虚证

（1）脾肾阳虚：可选取脾俞、章门、肾俞、关元（灸）穴，宜补法兼灸。每天1～2次。

（2）肝肾阴虚：可选取肝俞、肾俞、神门、太溪、三阴交、中脘穴，用补法，可加灸。每天1～2次。

# 第五节　瘿　病

瘿病是由于情志内伤，饮食及水土失宜，以致气滞、痰凝、血瘀壅结颈前所引起的，以颈前喉结两旁结块肿大为主要临床特征的一类病证。

瘿病一名，首见于《诸病源候论》，在古代文献中又称为瘿、瘿气、瘿瘤、瘿囊、影袋。

晋代葛洪《肘后方备急》首先用昆布、海藻治疗瘿病。隋代巢元方《诸病源候论·瘿候》指出瘿病的主要病因为情志内伤及水土因素。《圣济总录·瘿瘤门》

指出瘿病以山区发病较多。李时珍《本草纲目》提出黄药子有"凉血降火、消瘿解毒"的功效。《外科正宗》认为瘿病的病理主要是气、痰、瘀壅结而成。

现代医学中单纯性甲状腺肿、甲状腺功能亢进、甲状腺腺瘤以及慢性淋巴细胞性甲状腺炎等,有类似症状者,可参考本节辨证论治。

## 一、病因病机

### (一)病因

**1.情志刺激**

长期忿郁恼怒,肝失条达,气结成瘿;气滞津聚成痰,痰气交阻,壅结颈前,日久气滞血瘀,发为瘿病。

**2.饮食及水土失宜**

饮食失调,或居住高山地区,水土失宜,影响脾胃运化功能,生湿成痰,痰壅气结而成瘿病。

**3.体质因素**

妇女在经、孕、产、乳等时期的生理特点与肝经气血密切相关,在经、孕、产、乳期若遇情志不遂、饮食不节等致病因素,常引起气郁痰结、气滞血瘀及肝郁化火等病理变化,故女性易患本病。另外,素体阴虚者,痰气郁滞后,又极易化火伤阴,使病情缠绵难愈。

### (二)病机

**1.基本病机**

气滞痰凝壅结颈前为瘿病的基本病机,日久引起血脉瘀阻,致气滞、痰凝、血瘀三者合而为患。

**2.病位**

本病病位主在肝、脾,兼及心、肾。情志所伤,肝郁不达,脾失健运,痰浊内生,痰气郁阻是瘿病的病理基础,因此,瘿病的病位主在肝、脾。若肝郁化火,又可引动心火,致心肝火旺,郁火伤阴,进而及肾,故其病位与心肾密切相关。

**3.病理性质**

本病初起多实,以气、痰、瘀、火为主,久病由实转虚,或虚中夹实,多兼阴虚、气虚、气阴两虚。

**4.病机转化**

瘿病的病理为气滞、痰凝、血瘀交阻于颈前。其中部分病例,由于痰气郁结化火,引起心肝火旺;火热耗伤阴津,而导致心肝阴虚火旺,后期亦可致气阴两虚,或阴阳两亏。

## 二、诊断与鉴别诊断

### (一)诊断

**1.临床表现**

颈前喉结两旁结块肿大,或质软或硬痛,或光滑,或有大小不等之结节,可随吞咽上下移动。

**2.辅助检查**

实验室检查血清 $T_3$、$T_4$、游离 $T_3$、游离 $T_4$、促甲状腺素、抗甲状腺微粒体抗体、抗甲状腺球蛋白抗体,甲状腺扫描等有助于诊断。

### (二)鉴别诊断

瘿病应与瘰疬相鉴别。

瘰疬虽亦发生在颈项部,但患病部位在颈项的两侧,肿块一般较小,每个约胡豆大,个数多少不等。瘿病的肿块在颈部正中喉结两旁,肿块一般较大,以此鉴别。

## 三、辨证要点

### (一)辨瘿肿的性质

**1.瘿囊**

颈前肿块较大,两侧比较对称、肿块光滑、柔软。主要病机为气郁痰阻。若日久兼瘀血内停者,局部可出现结节。

**2.瘿瘤**

表现为颈前肿块偏于一侧,或一侧较大,或两侧均大。瘿肿大小如核桃,质较硬。病情严重者,肿块迅速增大,质地坚硬,结节高低不平。主要病机为气滞、痰结、血瘀。

**3.瘿气**

颈前轻度或中度肿大,肿块对称、光滑、柔软,除局部瘿肿外,一般均有比较明显的阴虚火旺症状,主要病机为痰气壅结、气郁化火,火热伤阴。

### (二)辨预后

瘿病的预后大多较好,瘿肿小、质软、病程短,治疗及时者,多可治愈。但瘿肿较大者,不容易完全消散。若肿块坚硬、移动性差、而增大又迅速者,则预后不良。肝火旺盛及心肝阴虚轻、中症者,疗效较好;重症患者若出现烦躁不安、高热、脉疾等症状时,为病情严重的表现。

### 四、治疗

理气化痰,消瘿散结为瘿病的基本治则。瘿肿质硬有结节者,兼以活血化瘀;火郁伤阴,表现为阴虚火旺者,则当以滋阴降火为主。

#### (一)气郁痰阻

证候:颈前正中肿大,质软不痛,颈部觉胀,胸闷、善太息,或兼胸胁窜痛,病情的波动常与情志因素有关。

舌象:舌淡红,苔薄白。

脉象:脉弦。

证候分析:气机郁滞,痰浊壅阻颈部,故致颈前正中肿大,质软不痛,颈部觉胀。因情志不舒,肝气郁滞,故胸闷、善太息,胸胁窜痛,且病情常因情志而波动。脉弦乃气滞之象。

治法:理气舒郁,化痰消瘿。

方药:四海舒郁丸加减。

方中以青木香、陈皮疏肝理气;昆布、海带、海藻、海螵蛸、海蛤壳化痰软坚,消瘿散结。

加减:胸闷、胁痛者,加柴胡、郁金、香附增强疏肝理气之功;咽颈不适加桔梗、牛蒡子、木蝴蝶、射干利咽消肿。

#### (二)痰结血瘀

证候:颈前出现肿块,按之较硬或有结节,肿块经久不消,胸闷食欲缺乏。

舌象:苔白腻。

脉象:脉弦或涩。

证候分析:气机郁滞,津凝成痰,痰气交阻,日久血脉瘀滞。气、痰、瘀壅结颈前,故瘿肿较硬或有结节,经久不消。气郁痰阻,脾失健运,故胸闷、食欲缺乏。苔白腻,脉弦或涩。为内有痰湿及气滞血瘀之象。

治法:理气活血,化痰消瘿。

方药:海藻玉壶汤加减。

方中海藻、昆布、海带化痰软坚,消瘿散结;青皮、陈皮、半夏、贝母、连翘理气化痰散结;当归、川芎养血活血;甘草与海藻相反相激以散结。

加减:结块较硬及有结节者,可酌加黄药子、三棱、莪术、露蜂房、山甲片、丹参等活血软坚,消瘿散结;痰血郁久化热,出现烦热、舌红,苔黄,脉数者,加夏枯草、牡丹皮、玄参以清热泻火。

### (三)肝火旺盛

证候：颈前轻度或中度肿大，柔软、光滑。烦热，易汗、性情急躁易怒，眼球突出，手指颤抖，面部烘热，口苦。

舌象：舌质红，苔薄黄。

脉象：脉弦数。

证候分析：痰气壅结颈前，故颈前轻度或中度肿大。痰郁化火，故烦热、急躁动怒、面部烘热、口苦；火热逼津外出，故易出汗；肝火上炎，风阳内盛则眼球突出、手指颤抖；舌红，苔薄黄，脉弦数，为肝火亢盛之象。

治法：清泄肝火。

方药：栀子清肝汤合藻药散加减。

前方以柴胡、芍药疏肝解郁清热；茯苓、甘草、当归、川芎益气养血活血；牛蒡子利咽消肿；栀子、牡丹皮消泄肝火。后方以黄药子、海藻消瘿散结，凉血降火。黄药子有毒，易发生黄疸，用量不宜超过 12 g。

加减：肝火亢盛，烦躁易怒，口苦等症明显者，可加夏枯草、龙胆草、黄芩；肝风内动，手指颤抖者，加钩藤、白蒺藜、生牡蛎平肝熄风。

### (四)心肝阴虚

证候：瘿肿或大或小、质软，起病缓慢，心悸不宁，心烦少寐，易出汗，手指颤动，两目干涩，头晕目眩，倦怠乏力。

舌象：舌质红，舌体颤动。

脉象：脉弦细数。

证候分析：痰气郁结颈前，故瘿肿质软；火郁伤阴，心阴亏虚，心失所养，故心悸不宁，心烦少寐；肝阴不足，目失所养，故两目干涩；肝阴亏虚，虚风内动，则头晕目眩、手指及舌体颤抖，舌红、脉细数为阴虚有热之象。

治法：滋补阴精，宁心柔肝。

方药：天王补心丹。

方中生地黄、玄参、麦冬、天冬养阴清热，人参、茯苓益气健脾，当归、五味子、丹参、酸枣仁、柏子仁、远志养心安神。

加减：虚风内动，手指及舌体颤抖者，加钩藤、白蒺藜、白芍药平肝熄风；脾虚大便稀溏溏，加白术、山药、薏苡仁益气健脾。

若肝阴亏虚，肝失所养以胁痛症状突出者，可用一贯煎加减。

### 五、预防与调护

本病因水土因素所致者,应注意饮食调摄,可常食海带、紫菜等,碘盐在发病区可起到预防作用。保持心情舒畅,也是防治瘿病的关键所在。

在病程中要密切观察肿块的形态、大小、软硬及活动方面的变化。如瘿肿经治不消,增大变硬,有恶性病变可疑者,应进一步诊治。

# 第六节　疟　　疾

疟疾是感染疟邪所引起的一种时行杂病,临床上以寒战、高热、汗出、休作有时为特点。夏秋季为主要发病季节,其他季节也有散在发生。具有传染及流行性。在大流行期间,因其表现"一方长幼相似",称为疫疟。疟疾在世界各地均有发生,尤其在南方热带、亚热带地区,因气温高,湿度大,更为多见。

### 一、病因病机

在病因方面,祖国医学最早认识到风邪、暑邪的侵袭,与疟疾发生密切相关。《素问·疟论篇》说"夫痎疟皆生于风""夏伤于暑,秋为痎疟",痎疟即疟疾的总称。同时,进一步认识到,疟疾的发生,还有一种特殊的外来致病因素,即由疟气、疟邪、天行疠气、山岚瘴气等引起。而且还认为,若正气不虚,感邪之后,未必发病,故有无虚不成疟之说。因此,正气不足,抗病力减弱,是疟疾发生的重要内在因素。此外,饮食伤脾,运化失常,痰湿内生,亦可诱发,故还有无食不成疟、无痰不成疟的说法。疟邪由皮毛侵入人体,伏于半表半里,或横连膜原,或留于少阳。

疟邪出入营卫之间,邪正相争,使脏腑阴阳失调而发病。疟邪舍于营内,内薄脏腑,与阴相争,则恶寒战栗;疟邪出表,与阳相争,则全身壮热;疟邪伏藏,邪正相离,不与营卫相搏,则寒热停止。故喻嘉言说:"疟邪每伏藏于半表半里,入而与阴争则寒,出而与阳争则热。"疟疾发作时间及其临床表现,与人体阴阳盛衰相关。正气盛,感邪浅,营卫运行不失常度,疟邪每天与营卫相搏一次,则一日一发。疟邪较深,其行迟,不能与卫气俱行,必待二三日疟邪始与营卫相搏,则二三日一发。正盛邪衰,则发作提前,邪盛正虚,则发作退后。阳气旺者,发作时则热多寒少,阴气盛者,发作时则寒多热少。疟久不愈,耗伤气血,正虚邪恋,则遇劳即发。疟疾反复发作,邪实正虚,疟邪深伏经隧,使气血瘀阻,痰水结聚,成为痞块,藏于腹胁,作胀且痛,即为疟母。

总之,疟疾的形成,为内有正虚,外有所感,交相为病。

## 二、辨证施治

在辨证方面,首先要辨别真疟与似疟。疟疾寒热发作,休作有时,具有明显的周期性和间歇性。《素问·疟论》对疟疾的典型发作,描述非常具体,如"疟之始发也,先起于毫毛,伸欠乃作,寒栗鼓颔,腰脊俱痛,寒去则内外皆热,头痛如破,渴欲冷饮"。伤寒、虚劳、外科疮毒等,虽可表现寒热如疟,但寒热发作无期,故与疟疾不同。戴思恭说:"寒热发作有期者疟也,无期者诸病也。"同时,要辨别邪正盛衰,一般初病多为邪实正盛,久病常为正虚邪恋。发作提前,为正盛邪衰;发作退后,为邪盛正虚。热多寒少,为阳盛表现;寒多热少,为阴寒内盛。其次,要注意辨别挟风、夹湿、挟暑、挟痰的不同。

在治疗方面,包括祛邪截疟和扶正治本两个方面。疟疾初发,正盛邪实,当祛邪截疟为主;久病、体弱、年衰等,多正虚邪实,当扶正祛邪,不可单独截疟祛邪。

### (一)正疟

#### 1.主证

往来寒热,休作有时或一日或二日或三日一发。发作时,初则皮肤粟起,呵欠乏力,寒栗鼓颔,重被不温;继则寒栗停止,头剧痛,全身大热,面赤唇红,烦渴引饮;最后全身汗出,脉静身凉,苔白或黄,脉弦。

#### 2.分析

疟邪与营卫相并,正邪相争,故往来寒热,休作有时,邪与正争,阳气被遏,不能伸展,故皮肤粟起、呵欠乏力、寒战鼓颔、重被不温;遏郁之阳气外达,上熏头目,故全身大热、头剧痛、面赤唇红、烦渴引饮;疟邪退伏,郁遏之阳随汗外泄,故全身汗出、脉静身凉、而暂时休止;邪未化热则苔白,已化热则苔黄;疟脉自弦,如弦紧则主寒盛,弦数则主热盛。

#### 3.治法

祛邪截疟,和解表里。

#### 4.方药

柴胡截疟饮。

#### 5.加减法

如苔白腻,渴喜热饮者,去党参、大枣、甘草,加苍术、草果;如呕吐痰涎者,加茯苓、陈皮;如烦渴,苔黄,脉数者,去生姜、大枣,加石膏、花粉;如小便短赤者,加滑石、茵陈。

**6.简易方**

鲜青蒿 60 g,捣汁冲服,每天服 3 次,连服 3 天。

**(二)瘴疟**

**1.热证**

(1)主证:热多寒少,或壮热不寒,面目尽赤,烦渴饮冷,头痛剧烈,胸闷呕吐,骨节烦疼,小便短赤,甚则神昏谵语,舌质红绛,舌质干黄,脉洪数。

(2)分析:瘴气疟邪,深伏于内,阴精耗伤,邪热独炽,故热多寒少,或壮热不寒,骨节烦疼;热毒上冲,胃气上逆,故胸闷呕吐、头痛、面目尽赤;热壅于内,胃津耗损,故烦渴饮冷;热聚膀胱,则小便短赤;热陷营血,上扰心神,则舌质绛、神昏谵语;舌苔干黄、脉洪数,均为热毒炽盛的象征。

(3)治法:清热,解毒,截疟。

(4)方药:清瘴汤加减。

**2.寒证**

(1)主证:寒多热微,或但寒不热,恶寒战栗,四肢不温,或呕吐腹泻,甚则神昏不语,舌苔白腻,脉弦迟。

(2)分析:平素阳虚湿盛,复感疟邪瘴气,使气机壅滞,阳气被阻,不得宣达,故寒多热微或但寒无热、四肢不温;胃寒气逆则吐,脾寒气陷则泻;脾胃阳虚,阴寒充斥,湿浊弥漫,蒙蔽心阳,则神昏不语;苔白腻、脉迟,皆系湿邪内滞,浊痰闭阻之象。

(3)治法:温阳,豁痰,截疟。

(4)方药:柴胡桂姜汤加常山草果槟榔方。

现代研究,青蒿中提取的青蒿素对疟疾有良好的疗效,一般用青蒿素片或注射液,每天 1 g,连用 2 天。

**(三)久疟**

**1.气虚**

(1)主证:遇劳则发,寒热时作,倦怠食少,气短懒言,时作自汗,面色苍白,舌淡,苔薄少,脉细弱。

(2)分析:疟久不止,正虚邪恋,故遇劳则发、寒热时作;脾胃气虚,故倦怠食少、气短懒言;时作自汗、面色苍白、舌淡、苔薄少、脉细弱,均为气血虚弱的表现。

（3）治法：扶正怯邪，调理脾胃。

（4）方药：四兽饮。

加减法：如气血俱虚者，加黄芪、当归、制首乌；左胁下有痞块者，加鳖甲。

2.阴虚

（1）主证：疟久不止，形体消瘦，夜热早凉，汗出口渴，舌红少苔，脉弦数。

（2）分析：疟久不愈，邪陷阴分，耗伤阴血，故形体瘦削、夜热早凉；汗出伤津，故口渴；舌红少苔、脉弦数，为阴虚内热之象。

（3）治法：滋阴生津，清热透邪。

（4）方药：青蒿鳖甲汤。加减法：如肝血不足者，加首乌；胁下有痞结者，加郁金、桃仁、牡蛎；热盛肝肾阴伤者，加玄参、首乌。

3.疟母

（1）主证：疟久不愈，或反复发作，胁下结成痞块，或胀或痛，扪之有形，脘闷不舒，面色萎黄，形体消瘦，舌暗无华，脉弦细。

（2）分析：疟久不愈，邪实正虚，疟邪深伏经隧，使气血瘀阻，逐渐形成有形之痞块，故或胀或痛，脘闷不舒；久疟正虚，故面色萎黄，形体消瘦；舌暗是血液瘀阻的表现，脉弦细是疟久血虚之象。

（3）治法：活血软坚，扶正祛邪。

（4）方药：鳖甲煎丸。

（5）预防法：①搞好爱国卫生运动，消除病虫害，加强灭蚊工作。②发疟地区，可采用民间抗疟的草药，如水蜈蚣、青蒿、黄荆叶等，广泛服大锅药预防。③广泛深入地进行爱国卫生宣传，普查和治疗疟疾病者。

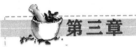

# 第三章

# 气血津液病证

## 第一节 消 渴

消渴是以多饮、多食、多尿、形体消瘦为主要临床表现的一类疾病。消渴的临床表现及发病规律与西医学的糖尿病基本一致。消渴是由于先天禀赋不足，素体阴虚，复加过食肥甘，形体肥胖，活动减少，情志失调，外感六淫，劳欲过度所致。其病变过程可分为三个阶段，即脾瘅期（糖尿病前期）、消渴期（糖尿病期）、消瘅期（糖尿病并发症期）。脾瘅期大多表现为形体肥胖、食欲旺盛，其他症状不明显；典型的消渴期可出现多饮、多尿、多食、形体消瘦、疲乏无力等临床表现，但目前由于健康查体使消渴早期发现，大多症状不明显或无症状；消瘅期常伴有心、脑、肾、视网膜、神经及下肢血管病变，严重可导致失明、肾衰竭、截肢。其基本病机是阴虚燥热，以阴虚为本，燥热为标。故治疗以养阴生津，清热润燥为基本原则。

国际糖尿病联盟（IDF）2017 年统计数据显示：全球糖尿病成人患者约有 4.25 亿，全球 20～79 岁女性的糖尿病患病率约为 8.4%，男性患病率约为 9.1%。预计到 2045 年，糖尿病患者可能达到 6.29 亿。近年来，我国糖尿病患病率也呈快速增长趋势，2017 年，中国 20～79 岁人群中糖尿病患者有 1.144 亿，居世界首位。但是，我国糖尿病的诊断率仅有 30%～40%，即每 10 个糖尿病患者中，只有 3～4 人知道自己患有糖尿病。我国 2 型糖尿病的患病率为 10.4%，其中，男性和女性患病率分别为 11.1% 和 9.6%，男性高于女性。肥胖和超重人群的糖尿病患病率显著增加。空腹静脉血浆葡萄糖（简称空腹血糖）和口服葡萄糖耐量试验（oral glucose tolerance test，OGTT）负荷后 2 小时血糖是诊断 2 型糖尿病的主要指标。其治疗是以生活方式干预结合控制体重、降糖、降压、调脂、抗血小板治疗等多方面的综合管理。

中医预防与治疗糖尿病有悠久的历史,积累了较为丰富的经验,具有鲜明的特色,尤其在诊治糖尿病慢性并发症方面具有一定优势。形成了包括中药、针灸、食疗、体育、推拿按摩等独特的治疗方法。

中医防治糖尿病的研究,从临床治疗经验的汇总、发掘,到循证医学理论指导下的大样本证候学特点的系统化研究,再到中医综合治疗方案的规范化临床试验,从基础理论到临床实践的研究均取得较大的进展。已经完成的国家"九五""十五"攻关课题结果显示,中医治疗糖尿病微血管并发症疗效显著,中医综合治疗方案已经建立,并在初步的临床实践中得到验证,展示了中医综合治疗糖尿病及其并发症的良好前景。

**一、诊断标准**

**(一)中医诊断标准**

(1)口渴多饮,多食易饥,尿频量多,形体消瘦。

(2)初起可"三多"症状不著。病久常并发眩晕、肺痨、胸痹、中风、雀目、疮疖等。严重者可见烦渴、头痛、呕吐、腹痛、呼吸短促,甚或昏迷厥脱危象。

(3)查空腹、餐后2小时尿糖和血糖,尿比重,葡萄糖耐量试验。必要时查尿酮体,血尿素氮、肌酐、二氧化碳结合力及血钾、钠、钙、氯化物等。

**(二)西医诊断标准**

**1.糖尿病的诊断标准**

(1)糖尿病诊断是依据空腹、任意时间或口服葡萄糖耐量试验(OGTT)中2小时血糖值。空腹指8~14小时内无任何热量摄入;任意时间指1天内任何时间,与上次进餐时间及食物摄入量无关;OGTT是指以75 g无水葡萄糖为负荷量,溶于水内口服(如为含1分子水的葡萄糖则为82.5 g)。

(2)在无高血糖危象,即无糖尿病酮症酸中毒及高血糖高渗性非酮症昏迷状态下,一次血糖值达到糖尿病诊断标准者必须在另一日复测核实。如复测未达到糖尿病诊断标准,则需在随访中复查明确。再次强调,对无高血糖危象者诊断糖尿病时,绝不能依据一次血糖测定值进行诊断。

(3)糖耐量减低(IGT)诊断标准:空腹血浆血糖<7 mmol/L,OGTT 2小时血糖≥7.8 mmol/L,<11.1 mmol/L。

(4)空腹血糖受损(IFG)诊断标准:空腹血浆血糖≥6.1 mmol/L,<7.0 mmol/L,OGTT 2小时血糖<7.8 mmol/L。

（5）IGT 和 IFG 统称为糖调节受损（IGR）。

（6）以上血糖水平均指静脉血浆葡萄糖,用葡萄糖氧化酶法测定。

（7）急性感染、创伤或其他应激情况下可出现暂时血糖升高,不能依此诊断为糖尿病,须在应激消除后复查。

（8）儿童的糖尿病诊断标准与成人一致。

（9）妊娠妇女的糖尿病诊断标准长期以来未统一,建议亦采用 75 g OGTT。

**2.糖尿病的分型**

糖尿病分型包括临床阶段及病因分型两方面。

（1）临床阶段:指无论病因类型,在糖尿病自然病程中患者的血糖控制状态可能经过以下阶段:①正常血糖至正常糖耐量阶段。②高血糖阶段。后一阶段中又分为两个时期:糖调节受损期和糖尿病期。糖尿病进展中可经过不需用胰岛素、为控制糖代谢而需用胰岛素及为了生存而需用胰岛素 3 个过程。

（2）病因分型:根据目前对糖尿病病因的认识,将糖尿病分为 4 大类,即 1 型糖尿病、2 型糖尿病、其他特殊类型糖尿病及妊娠糖尿病。

**二、鉴别诊断**

**（一）口渴症**

口渴症是指口渴饮水的症状,可出现于多种疾病过程中,外感热病之实热证为多见,或失血后,或其他原因导致的阴液耗伤后,与本病的口渴有相似之处。但口渴症无多食、多尿、消瘦等临床表现,一般随原发病的好转,口渴能缓解或消失,且血糖、尿糖检查呈阴性。

**（二）瘿病**

瘿病中气郁化火、阴虚火旺型,以急躁易怒、多食易饥、形体日渐消瘦、心悸、眼突、颈前一侧或两侧肿大为特征。其中的多食易饥、消瘦,类似消渴的中消。但瘿病还有心悸、多汗、眼突、发热、颈部一侧或两侧肿大等症状和体征,甲状腺功能检查异常等,无明显的多饮、多尿症状及血糖偏高。两者一般不难区别。

**三、证候诊断**

为了便于临床诊治,根据《黄帝内经》记载,将本病分为Ⅲ期。发展到Ⅲ期即为并发症期,根据各种并发症的严重程度,又分为Ⅲ早、Ⅲ中、Ⅲ晚期。

**（一）Ⅰ期**

消渴（糖尿病）隐匿期（脾瘅）。

1.临床特征

(1)多为肥胖形体,体质尚壮,食欲旺盛,耐久力有所减退,舌红,脉数。

(2)血糖偏高,常无尿糖,应激状态下血糖明显升高,出现尿糖。血脂多数偏高(胆固醇、甘油三酯,其中有1项高即是)。

2.病机特点与证候

阴虚为主。常见以下3种证候。

(1)阴虚肝旺证。食欲旺盛,便干尿黄,急躁易怒,舌红苔黄,脉弦细数。

(2)阴虚阳亢证。阴虚加头晕目眩。

(3)气阴两虚证。气虚加阴虚。

(二)Ⅱ期

消渴(糖尿病)期(消渴)。

1.临床特征

(1)常有多尿、多饮、多食、消瘦、怕热,口舌咽干,尿黄便干,舌红苔黄,脉数。

(2)血糖、糖化血红蛋白、尿糖均高,血脂偏高。

2.病机特点与证候

阴虚化热为主。常见以下5种证候。

(1)胃肠结热证。大便干结,消谷善饥,口咽干燥,多饮多尿,怕热喜凉,舌红苔黄,脉数有力。

(2)湿热困脾证。胸脘腹胀,纳后饱满,渴不欲饮,肌肉酸胀,四肢沉重,舌胖嫩红,苔黄厚腻,脉滑数。

(3)肝郁化热证。胸胁苦满,急躁易怒,常有太息,口苦咽干,头晕目眩,易于疲乏,舌质黯红,舌苔薄黄,脉沉弦。

(4)燥热伤阴证。口咽干燥,多饮多尿,大便干结,怕热喜凉,舌红有裂,舌苔糙黄,脉细数。

(5)气阴两伤,经脉失养证。气虚＋阴虚＋肢体酸软、不耐劳作。

(三)Ⅲ期

消渴(糖尿病)并发症期(消瘅)由于个体差异并发症的发生不完全相同,可单一出现,也可两种以上并见,严重程度也不尽相同,可能心病在早期,而眼病已进入中期或晚期。所以在研究各种并发症时,尚需拟定各种并发症发展到早、中、晚期的具体指标,总体上以全身病变及主要脏器的损害程度分辨。

1.Ⅲ早期

(1)主要病机:气阴两虚,经脉不和。

(2)临床特征:气阴两虚加腰背或肢体酸疼,或有胸闷、心悸、心痛、记忆力减退,头晕,手足麻疼,性功能减退等。但其功能仍可代偿,即维持原有的工作和生活。

2.Ⅲ中期

(1)主要病机。痰瘀互结,阴损及阳。

(2)临床特征。神疲乏力,胸闷心悸,咳有黏痰,心悸气短,头晕目眩,记忆力减退,下肢水肿,手足发凉,口唇舌黯,脉弱等。如视网膜病变进入Ⅲ～Ⅳ期,冠心病心绞痛频发,肾功能失代偿致血红蛋白下降,肌酐、尿素氮升高,脑血管病致脑供血不全而眩晕,记忆力减退不能正常工作,因神经疼痛,血管坏疽,肌肉萎缩致不能正常生活和工作。

3.Ⅲ晚期

(1)主要病机:气血阴阳俱虚,痰湿瘀郁互结。

(2)临床特征:在Ⅲ中期基础上发展成肢体残废,脏器严重受损甚至危及生命。如冠心病发展为心肌梗死、严重的心律失常、心力衰竭。肾衰竭尿毒症期。视网膜病变Ⅱ～Ⅳ期。脑血栓形成或脑出血等。

**四、病因**

消渴的发生与诸多因素有关,是一复合病因的综合病症。发病的内因为素体阴虚,禀赋不足。外因有饮食不节,过食肥甘;形体肥胖,体力活动减少,精神刺激,情志失调;外感六淫,邪毒侵害;化学毒物损害或嗜服温燥药物;劳欲过度,损耗阴精等。外因通过内因而发病。

**(一)素体阴虚,五脏虚弱**

素体阴虚,五脏虚弱是消渴发病的内在因素。素体阴虚是指机体阴液亏虚及阴液中某些成分缺乏。其主要原因是先天禀赋不足,五脏虚弱。后天阴津化生不足。

**(二)饮食不节,过食肥甘**

长期过食肥甘,醇酒厚味,损伤脾胃,脾胃运化失司,积热内蕴,消谷耗液,损耗阴津,易发生消渴。

**(三)活动减少,形体肥胖**

富贵人由于营养丰盛,体力活动减少,形体肥胖,故易患消渴。随着经济的发展,生活水平提高,由于长期摄取高热量饮食,或过多膳食,加之体力活动的减

少,身体肥胖,糖尿病的发病率也逐渐增高

#### (四)精神刺激,情志失调

长期过度的精神刺激,情志不舒,或郁怒伤肝,肝失疏泄,气郁化火,上灼肺胃阴津,下灼肾阴;或思虑过度,心气郁结,郁而化火,心火亢盛,损耗心脾精血,灼伤胃肾阴液,均可导致消渴的发生。

#### (五)外感六淫,毒邪侵害

外感六淫,燥火风热毒邪内侵散膏(胰腺),旁及脏腑,化燥伤津,也可发生消渴。

#### (六)久服温燥之品,化燥伤津

在中国古代,常有人为了壮阳纵欲或养生延寿而嗜服用矿石类药物炼制的丹药,致使燥热内生,阴津耗损而发生消渴。现服石药之风不复存在,但长期服用温燥壮阳之剂,也可导致燥热伤阴,继发消渴。

#### (七)长期饮酒,房劳过度

长期嗜酒,损伤脾胃,积热内蕴,化燥伤津;或房事不节,劳伤过度,肾精亏损,虚火内生,灼伤阴津可发生消渴。

### 五、病机

#### (一)发病

消渴可发生于任何年龄。中年以后发病者所占比例较大,多数起病缓慢,病势由轻渐重;青少年患消渴者所占比例较小,但发病急骤,病势较重。

#### (二)病位

病位在肺胃肾,涉及肝脾二脏,晚期则侵及五脏六腑,筋脉骨髓。

#### (三)病性

消渴以本虚标实、虚实夹杂为特点。本虚以气阴两虚为主,标实以燥热内结、瘀血内停和痰浊中阻为多见。

#### (四)病势

突发者重,缓发者轻;年少发病重,年老发病者轻;单发本病者轻,出现变证者重。

**(五)病机转化**

**1.病变早期,阴津亏耗,燥热偏盛**

消渴是一个复合病因的病证。素体阴虚,五脏虚弱是消渴发病的内在因素;过食肥甘、形体肥胖、情志失调、外感六淫、房劳过度为消渴发病的重要环境因素。过食肥甘,醇酒厚味,损伤脾胃,积热内蕴;精神刺激,气郁化火;外感六淫,毒邪侵害,均可化燥伤津,发生消渴。消渴早期,基本病机为阴津亏耗,燥热偏盛,阴虚为本,燥热为标。

消渴虽有在肺、脾(胃)、肾的不同,但常相互影响,如肺燥津伤,津液失于敷布,则脾不得濡养,肾精不得滋助;脾胃燥热偏盛,上可灼伤肺津,下可耗损肾阴;肾阴不足则阴虚火旺,也可上灼肺胃,终至肺燥胃热脾虚肾亏常可同时存在,而多饮、多食、多尿三多症状常可相互并见。

**2.病程迁延,久病入络,气阴两伤,络脉瘀阻**

若病程迁延,阴损耗气,燥热伤阴耗气而致气阴两虚,脏腑功能失调,津液代谢障碍,气血运行受阻,痰浊瘀血内生。消渴中阴虚的形成已如前述,气虚主要由于阴损耗气,燥热伤气,先天不足、后天失养,过度安逸,体力活动减少所致;痰浊主要由于过食肥甘厚味,损伤脾胃,健运失职,聚湿成痰所致;瘀血主要由于热灼津亏、气滞血瘀、气虚血瘀、阳虚寒凝、痰湿阻络而致。气阴两虚,痰瘀阻络,久病入络导致络病,从而产生络气郁滞、络脉瘀阻、络脉细急、络脉瘀塞、络脉瘀结、络虚失荣等主要病理变化,而导致多种慢性并发症的发生。

(1)消渴心病:气阴两虚,心之络脉瘀阻则出现胸痹、心痛、心悸、怔忡等心系并发症,上述并发症病位在心,继发于消渴,因此称为消渴心病。其病机特点是心络郁滞或心络虚滞为发病之本,基本病理环节为心络瘀阻、心络细急、心络瘀塞。气阴两伤,心络郁滞则气机不畅,故胸中憋闷;若心络虚滞则心痛隐隐,心悸、怔忡、气短、活动后加重;若心络瘀阻则心胸憋闷疼痛,痛引肩背内臂,胸痛以刺痛为特点;若受寒或情志刺激可诱发心络细急,猝然不通,则见突然性胸闷胸痛发作;若心络瘀塞则气血完全阻塞不通,则突发胸痛,痛势剧烈,不能缓解,伴有大汗淋漓、口唇青紫;若病情进一步发展,心气虚衰,血运无力,络脉瘀阻、津运失常,湿聚为水而见水肿,可伴有心悸、胸闷、呼吸困难、不能平卧。

(2)消渴脑病:肝肾气阴两虚,脑之络脉瘀阻则出现眩晕、中风偏瘫、口僻、健忘、痴呆等脑系并发症,上述并发症病位在脑,继发于消渴,因此称为消渴脑病。其基本病机为肝肾气阴两虚,风痰瘀血阻滞脑络所致,基本病理环节为脑络瘀阻、脑络细急、脑络瘀塞。若肝肾阴虚,水不涵木,肝阳上亢则头晕目眩;若痰瘀阻滞脑络,脑神失养,则健忘、反应迟钝或痴呆;若脑络绌急,气血一过性闭塞不通,脑神失用则偏身麻木、视物昏化、一过性半身不遂、语言謇涩;若脑络瘀塞,脑神失去气血濡养而发生功能障碍,而见半身不遂,口眼㖞斜,语言謇涩;若病程迁延日久,络气虚滞,络脉瘀阻,肢体筋脉失去气血濡养,则出现肢体瘫软无力,肌肉萎缩等后遗症。

(3)消渴肾病:肝肾气阴两虚,肾络瘀阻则出现尿浊、水肿、腰疼、癃闭、关格等肾系并发症,上述并发症病位在肾,继发于消渴,因此称为消渴肾病。其基本病机以肝肾气阴两虚,肾络瘀滞为发病之本,基本病理环节为肾络瘀阻、肾络瘀结。发病之初,病在肝肾,气阴两虚,肾络瘀滞。肾主水,司开阖,消渴日久,肾阴亏损,阴损耗气,而致肾气虚损,固摄无权,开阖失司,尿频尿多,尿浊而甜;肝肾阴虚,阴虚阳亢,头晕、耳鸣、血压偏高。病程迁延,阴损及阳,脾肾虚衰,肾络瘀阻。脾肾虚衰,肾络瘀阻,水液代谢障碍则水湿潴留,泛溢肌肤,则面足水肿,甚则胸腔积液腹水;阳虚不能温煦四末,则畏寒肢冷。病变晚期,肾络瘀结,肾体劳衰,肾用失司,浊毒内停,五脏受损,气血阴阳衰败。肾阳衰败,水湿泛滥,浊毒内停,变证蜂起。浊毒上泛,胃失和降,则恶心呕吐,食欲缺乏;脾肾衰败,浊毒内停,血液化生无源,则见面色萎黄,唇甲舌淡,血虚之候;水湿浊毒上犯,凌心射肺,则心悸气短,胸闷喘憋不能平卧;肾元衰竭,浊邪壅塞三焦,肾关不开,则少尿或无尿,已发展为关格病终末阶段。

(4)消渴眼病:肝肾亏虚,目络瘀滞,则出现视物模糊,双目干涩,眼底出血,甚则目盲失明等眼部并发症,上述并发症病位在眼,继发于消渴,因此称为消渴眼病。肝肾亏虚,目络瘀滞,精血不能上承于目则视物模糊,双目干涩;病变早期,目络瘀滞,血流瘀缓,眼底可见目之络脉扩张形成葡萄珠样微血管瘤;病变中期,肝肾阴虚,阴虚火旺,灼伤目之血络,血溢脉外则眼底出血,视物模糊;病变晚期,肝肾亏虚,痰瘀阻塞目络,络息成积,目络瘀结,精血完全阻塞,不能濡养于目,则目盲失明。

(5)消渴痹痿:肝肾阴虚,络气虚滞,经脉失养,早期出现肢体麻木,疼痛,感觉障碍,晚期出现肌肉萎缩等肢体并发症,上述症状类似中医学的"痹证""痿证",继发于消渴,因此称为消渴痹痿。肝肾阴虚,络气虚滞,则温煦充养功能障碍,可见下肢麻木发凉;痰浊瘀血瘀阻四肢络脉,不通则痛,故见肢体疼痛、窜痛、刺痛、电击样疼痛;病程日久,肾虚真精亏乏,肝虚阴血不足,肝主筋,肾主骨,络虚失荣,髓枯筋痿,则出现下肢痿软,肌瘦无力,甚则腿胫肉脱,步履全废。

(6)消渴脱疽:肝肾亏虚,肢体络脉瘀阻,则出现肢端发凉,患肢疼痛,间歇跛行,甚则肢端坏疽等足部并发症,上述症状类似于中医学的"脱疽",继发于消渴,因此称之为消渴脱疽。肝肾亏虚,肢体络脉瘀滞,筋脉失养,则肢端发凉,肤温降低;病程进展,肢体络脉瘀阻,血流不畅,则出现患肢疼痛,间歇跛行,肤色黯红;病程日久,肢体络脉瘀塞,气血完全阻塞不通,患肢缺血坏死,肢端焦黑干枯;若肢体络脉瘀阻,气血壅滞,热腐成脓,则出现肢端坏疽,腐黑湿烂,脓水臭秽,甚则腐化筋骨,足残废用。

综上,消渴慢性并发症是消渴日久,久病入络所致,络病是广泛存在于消渴慢性并发症中的病理状态,其病理环节虽有络气瘀滞、络脉瘀阻、络脉绌急、络脉瘀塞、络脉毒结等不同,但是"瘀阻"则是其共同的病机。因此,从络病论治消渴慢性并发症,应以通为用,化瘀通络是其重要治则,在消渴慢性并发症中,络病常是络虚与络瘀并存,治疗当以通补为宜。

3.病变后期,阴损及阳,阴阳俱虚

消渴之本在于阴虚,若病程迁延日久,阴损及阳,或因治疗失当,过用苦寒伤阳之品,终致阴阳俱虚。若脾阳亏虚,肾阳衰败,水湿潴留,浊毒内停,壅塞三焦则出现全身水肿,四肢厥冷,纳呆呕恶,面色苍白,尿少尿闭等症;若心肾阳衰,阳不化阴,水湿浊邪上凌心肺则出现胸闷心悸,水肿喘促,不能平卧,甚则突然出现心阳欲脱,气急倚息,大汗淋漓,四肢厥逆,脉微欲绝等危候;若肝肾阴竭,五脏之气衰微,虚阳外脱,则出现猝然昏仆,神志昏迷,目合口张,鼻鼾息微,手撒肢冷,二便自遗等阴阳离决之象。临床资料表明消渴晚期大多因并发消渴心病、消渴脑病、消渴肾病而死亡。

另有少数消渴患者发病急骤,病情严重,迅速导致阴津极度损耗,阴不敛阳,虚阳浮越而出现面赤烦躁,头疼呕吐,皮肤干燥,目眶下陷,唇舌干红,呼吸深长,有烂苹果样气味。若不及时抢救,则真阴耗竭,阴绝阳亡,昏迷死亡。

## 六、分证论治

### (一)辨证思路

1.辨病位

本病病位在肺、胃、脾、肾,日久五脏六腑、四肢五官均可受累。口干舌燥,烦渴多饮,病在肺;多食善饥,多饮多尿,神疲乏力,病在脾胃;尿频量多,尿浊如膏,腰酸耳鸣,病在肾;病久视物模糊,雀目内障,病在肝;胸闷气短,胸痛彻背,病在心;神志昏迷,肢体偏瘫,偏身麻木,病在脑;肢体水肿,腰酸乏力,尿浊如膏,病在脾肾。

2.辨病性

消渴之病性为本虚标实。阴津亏耗为本虚,燥热偏盛为标实。烦渴多饮,多食善饥,大便干结,舌红苔黄,为阴虚热盛;口干欲饮,腰酸乏力,舌胖有齿印,脉沉细,为气阴两虚;口干欲饮,倦怠乏力,舌胖质黯,舌有瘀斑瘀点,为气阴两虚兼瘀血阻络;尿频量多,腰膝酸软,头晕耳鸣,舌红少苔,为肾阴亏虚;饮多溲多,手足心热,畏寒肢冷,为阴阳两虚。

消渴的基本病机是阴虚燥热,以阴虚为本,燥热为标。故治疗以养阴生津,清热润燥为基本原则。治疗应在此基础上,根据肺、胃、脾、肾病位的偏重不同,阴精亏损,阴虚燥热,气阴两虚证候的情况,配合清热生津、益气养阴及润肺、养胃、健脾、滋肾等法为治。病久阴损及阳,阴阳俱虚者,则应阴阳俱补。夹瘀者则宜活血化瘀。合并心脑疾病、水肿、眼疾、痈疽、肺痨、肢体麻木等病证者,又当视具体情况,合理选用补肺健脾、滋养肝肾、益气养血、通络祛风、清热解毒、化瘀除湿等治法。

(二)分证论治

1.阴津亏虚

症舌脉:口干欲饮,尿频量多,形体消瘦,头晕耳鸣,腰膝酸软,皮肤干燥瘙痒,舌瘦红而干,苔薄少或黄或白,脉细。

病机分析:阴津亏虚不足,脏腑失去濡养,脾胃阴虚则见口干欲饮,脾主肌肉,病久则见形体消瘦;后天之本亏虚,则五脏失去精微物质濡养,日久则肝肾亏虚,头晕耳鸣,腰膝酸软;津液不能上达于肺,则见肺燥,肺主皮毛,见皮肤干燥瘙痒;舌瘦红而干,苔薄,脉细均为阴津亏虚之征象。

治法:滋阴增液。

常用方:六味地黄丸(《小儿药证直诀》)加减。生地黄、山萸肉、怀山药、牡丹皮、茯苓、泽泻、麦冬、北沙参。加减:阴虚肝旺,加柴胡、赤白芍、牡丹皮、栀子;阴虚阳亢加天麻、钩藤、赤白芍、菊花、枸杞子、石决明。

常用中成药:六味地黄丸每次 20～30 粒,每天 2 次。滋阴补肾。用于肾阴亏损、头晕耳鸣、腰膝酸软、骨蒸潮热、盗汗遗精、消渴者。杞菊地黄丸每次 1 丸,每天 1 次。滋肾养肝。用于肝肾阴亏的眩晕,耳鸣,目涩畏光,视物昏花者。

针灸:①治法。滋阴生津。②配穴。膈俞、脾俞、胰俞、肾俞、足三里、曲池、太溪。③操作。平补平泻,得气为度,留针 15～20 分钟。④方义。膈俞、脾俞、胰俞、肾俞等背阳穴从阳引阴,使阴生而燥热除,足三里为胃足阳明之合穴,可使气升津生,曲池、太溪泻热益阴。

临证参考:此证型多见于消渴前期,血糖偏高,多见于 40 岁以上的中老年患者,临床症状多不明显,仔细询问才有腰酸乏力,口干等症状,临床需结合舌象和脉象进行辨证。

### 2.阴虚热盛

症舌脉:烦渴多饮,多食易饥,尿频量多,舌红少津、苔黄而燥,脉滑数。

病机分析:饮食不节,积热于胃,胃热熏灼于肺,肺热伤阴,阴津耗伤,欲饮水以自救,故烦渴多饮;胃主腐熟水谷,今胃热内盛,腐熟力强,则多食易饥;肺主宣发,今肺热内盛,则肺失宣降而治节失职,饮水虽多,但不能敷布全身,加之肾关不固,故而尿频量多;舌红少津、苔黄而燥,脉滑数,均为阴虚热盛征象。

治法:滋阴清热。

常用方:增液汤(《温病条辨》)加白虎汤(《伤寒论》)加减。生地黄、玄参、麦冬、生石膏、知母、葛根、花粉、黄连、枳实、甘草。加减:胃肠结热,合小承气汤;肝郁化热,合大柴胡汤。

常用中成药:玉泉丸每次 9 g,每天 4 次,3 个月为 1 个疗程。生津消渴,清热除烦,养阴滋肾,益气和中。虚热烦咳,多饮,多尿,烦躁失眠等症。用于因胰岛功能减退而引起的物质代谢、碳水化合物代谢紊乱,血糖升高之糖尿病。麻仁软胶囊每次 3～4 粒,每天 2 次。润肠通便。用于津亏肠燥之便秘。

针灸:①治法。养阴清热。②配穴。膈俞、脾俞、胰俞、肾俞、足三里、曲池、太溪、肺俞、胃俞、丰隆。③操作。平补平泻,得气为度,留针 15～20 分钟。④方义。膈俞、脾俞、胰俞、肾俞等背阳穴从阳引阴,使阴生而燥热除,足三里为胃足阳明之合穴,可使气升津生,曲池、太溪泻热益阴,肺俞生津止渴,胃俞、丰隆泻热通便。

临证参考:此证型多见于消渴血糖明显升高的患者,一般血糖在13.9 mmol/L 以上,可出现明显的三多一少症状,但目前在城市中三多一少症状并不明显,可能与健康查体早期发现糖尿病有关,而在农村由于缺少健康查体,血糖升高明显,此证型多见。

### 3.气阴两虚

症舌脉:典型的多饮、多尿、多食症状不明显,口干咽干,神疲乏力,腰膝酸软,心悸气短,舌体胖或有齿印、苔白,脉沉细。

病机分析:消渴日久,阴精亏虚,同时燥热日久伤及元气而致全身五脏元气不足,阴液不足,不能上承口咽而见口干咽干,脾气亏虚则神疲乏力,肾虚无以益其府故腰膝酸软,心气不足则见心悸气短;舌体胖或有齿印、苔白,脉沉细均为气阴两虚征象。

治法:益气养阴。

常用方:生脉散(《医学启源》)加增液汤(《温病条辨》)加减。黄精、太子参、麦冬、五味子、生地黄、玄参。加减:气虚明显者,加党参、黄芪;夹有血瘀证者,加桃仁、红花、丹参、赤芍、牡丹皮等活血化瘀药。

常用中成药:消渴丸每天3次,初服者每次5丸,逐渐递增至每次10丸,出现疗效后,再逐渐减少为每天2次的维持量。滋肾养阴,益气生津,用于多饮,多尿,多食,消瘦,体倦无力,眠差腰痛,尿糖及血糖升高之气阴两虚型消渴症。注:每10丸消渴丸中含有2.5 mg格列本脲,服用本品时禁止再服用磺胺类降糖药。可乐定胶囊每次4粒,每天3次,3个月为1个疗程。益气养阴,生津止渴。用于2型糖尿病。降糖甲片每次6片,每天3次,1个月为1个疗程。补中益气,养阴生津。用于气阴两虚型消渴(2型糖尿病)。

针灸:①治法。益气养阴。②配穴。中脘、气海、足三里、脾俞、肾俞、地机、三阴交。③操作。平补平泻,得气为度,留针15~20分钟。④方义。中脘、气海、足三里、脾俞健脾益气,肾俞、三阴交滋补肝肾。

临证参考:本型多见于血糖控制较好的消渴患者,是临床上消渴最常见的证型,本型多与瘀血阻络证候合并出现,此时大多有消渴早期并发症。临床研究显示,益气养阴,活血化瘀治则不仅可以治疗并发症,而且可以预防并发症。

4.脾虚痰湿

症舌脉:形盛体胖,身体重着,困乏神疲,晕眩,胸闷,口干,舌胖、苔腻或黄腻,脉弦滑。

病机分析:形盛体胖,而肥人多痰湿,故湿浊内盛,湿郁肌肤故身体重着;湿浊内盛日久损伤脾气,故见困乏神疲;湿浊中阻,清阳不升,可致眩晕;消渴久入络,瘀血阻滞,气血运行不畅,阻于胸中则可见胸闷不舒;舌质黯、苔腻或黄腻,脉弦滑,均为湿浊痰瘀征象。

治法:健脾化湿。

常用方:六君子汤(《校注妇人良方》)加减。党参、白术、茯苓、生甘草、陈皮、半夏、砂仁、泽泻、瓜蒌。加减:化热加小陷胸汤。

针灸:①治法。健脾化痰。②配穴。足三里、脾俞、胰俞、丰隆、中脘。③操作。平补平泻,得气为度,留针15~20分钟。④方义。中脘、胰俞、足三里、脾俞健脾益气,丰隆化痰。

临证参考:本证型多见于消渴早期及消渴并发症期,消渴早期空腹血糖或餐后血糖偏高,但达不到糖尿病诊断标准,辨证以体胖,苔腻,倦怠为主要辨证依据,在消渴并发症期多见于消渴腹泻和消渴肾病,辨证以苔腻,舌胖为主要辨证依据。

5.阴阳两虚

症舌脉:小便频数,夜尿增多,浑浊如脂膏,甚至饮一溲一,五心烦热,口干咽燥,神疲乏力,耳轮干枯,面色黧黑,腰膝酸软,畏寒肢凉,阳痿,下肢水肿,舌淡,苔白,脉沉细无力。

病机分析:阴阳互根互用,病程日久,阴损及阳,造成阴阳两虚。阴阳两虚,肾之固摄失常,则见小便频数,夜尿增多,甚至饮一溲一;大量水谷精微下泄,则尿如膏脂;肾开窍于耳,五色主黑,肾阴阳两亏,可见耳轮干枯,面色黧黑;肝肾同源,肾阴阳两虚致肝主筋功能受到影响,则腰膝酸软,阳痿;肾损及脾,脾运化失司,则见神疲乏力,下肢水肿;肺主皮毛,卫阳不足则见畏寒肢凉;舌淡,苔白,脉沉细无力亦为阴阳亏虚的征象。

治法:滋阴补阳。

常用方:金匮肾气丸(《金匮要略》)加减。附子、肉桂、熟地、山萸肉、怀山药、牡丹皮、茯苓、泽泻。加减:阴虚明显者加生地黄、玄参、麦冬;阳虚明显者加重肉桂附子用量,选加鹿茸、仙茅、淫羊藿等;阳虚水泛者,合用真武汤。

常用中成药:金匮肾气丸每次20～30粒,每天2次。温补肾阳,化气行水。用于肾阳虚之消渴,腰膝酸软,小便不利,畏寒肢冷。

针灸:①治法。滋阴补阳。②配穴。气海、关元、中脘、足三里、地机、肾俞、脾俞、三阴交、尺泽。③操作。均用补法,得气后留针30分钟。阳虚寒盛者灸气海、关元、中脘各5壮。④方义。气海、中脘、关元为腹阴之穴,从阴引阳,壮阳补虚,肾俞、三阴交补益肝肾,足三里、地机、脾俞、尺泽助脾胃之运化,肺之输布,诸穴相配,共奏健脾温肾,调补阴阳之功效。

临证参考:本证型多见于消渴并发症的中晚期阶段,常见于消渴肾病、消渴眼病、消渴心病、消渴脱疽、消渴痹痿等多种并发症同时并见,临床治疗应根据各并发症的轻重程度,在调补阴阳的基础上,结合辨病遣方用药。

(三)兼夹证

1.血瘀

证候:肢体麻木或疼痛,下肢紫黯,胸闷刺痛,中风偏瘫,或言语謇涩,眼底出血,唇舌紫黯,舌有瘀点瘀斑,或舌下青筋显露,苔薄白,脉弦涩。

病机分析:消渴日久入络,气阴两虚,气虚无力推动血行,阴虚则血失化源,而致瘀血阻络。瘀阻于肢体,则见肢体麻木或疼痛,下肢紫黯;阻于清窍,则见中风偏瘫,或言语謇涩;阻于目络,则见眼底出血;阻于胸胁,则见胸闷刺痛;血瘀之象在舌脉则表现为舌有瘀点瘀斑,或舌下青筋显露,脉弦涩。

治法:活血化瘀。

(1)常用方:桃红四物汤(《医宗金鉴》)加减。桃仁、红花、丹参、生地黄、当归、赤芍、牡丹皮。

(2)常用中成药:丹七片每次2片,每天2~3次。活血化瘀。用于血瘀气滞,心胸痹痛,眩晕头痛,经期腹痛。亦适用于消渴见血瘀证表现者。复方丹参滴丸每次10粒,每天3次。活血化瘀。理气止痛。用于胸中憋闷,心绞痛。亦适用于消渴见血瘀证表现者。苦碟子注射液:40 mL加入0.9%氯化钠注射液250 mL中,静脉滴注,每天1次,14天为1个疗程。苦碟子注射液适用于消渴瘀血闭阻者。

临证参考:血瘀证病机贯穿于消渴始终,随着消渴病程的延长,血瘀证的表现也越来越重,血瘀证常常与气阴两虚和阴阳两虚证同时并见,活血化瘀治法常常贯穿于消渴治疗的始终,临床上单独运用活血化瘀法比较少,常与益气养阴、健脾化痰、调补阴阳等治法配合使用。

2.气滞

证候:胸闷不舒,喜叹息,以一呼为快,胁腹胀满,急躁易怒,或情志抑郁,口苦咽干,脉弦。

病机分析:消渴日久,痰浊、瘀血内生,阻碍气机;肝体阴而用阳,肝阴虚导致肝用失司,失于疏泄,肝郁气滞,可见胸闷不舒,胁腹胀满,喜叹息,以一呼为快,口苦咽干;肝主情志,肝郁则急躁易怒,或情志抑郁;脉弦亦为肝郁气滞的征象。

治法:疏肝理气。

(1)常用方:四逆散(《伤寒论》)加减。柴胡、赤白芍、枳实、生甘草。

(2)常用中成药:逍遥颗粒每次1袋,每天2次。疏肝健脾,养血调经。用于肝气不舒所致胸胁胀痛,头晕目眩,食欲缺乏。

临证参考:气滞也是消渴最常见的兼夹证候之一,可见于消渴前期、消渴期和消渴并发症期,在消渴前期和消渴期以肝郁化热多见,而在消渴并发症期以肝郁脾虚为多见,临床研究证实,疏肝理气可以改善临床症状,同时可以降低血糖。

### 七、西医治疗

#### (一)糖尿病教育

糖尿病患者通过糖尿病教育应该掌握以下知识:糖尿病的危害,糖尿病控制的目标,个体化的饮食和运动方案。自我血糖检测,对检测结果的解释,如何根据血糖结果调整饮食、运动和胰岛素用量。尿糖和尿酮体的检测及意义。口服药物和胰岛素知识。糖尿病急、慢性并发症的防治,血管病变的危险因素。足部、皮肤、口腔护理。妊娠和生病期间的对策。与糖尿病防治有关的卫生保健系统和社会资源的利用。糖尿病教育可采用集体讲课、个别指导、录像、实物展示等多种方式。

### (二)饮食控制

糖尿病饮食是糖尿病治疗的基础,应提倡低盐低脂高膳食纤维膳食,要求在规定热量范围内做到主食粗细搭配,副食荤素搭配,不挑食,不偏食。饮食治疗应个体化。除了要考虑到饮食治疗的一般原则外,还要考虑到糖尿病的类型、生活方式、文化背景、社会经济地位、是否肥胖、治疗情况、并发症和个人饮食的喜好。

膳食总热量的 20％～30％应来自脂肪和油料,其中少于 1/3 的热量来自饱和脂肪,单不饱和脂肪酸和多不饱和脂肪酸之间要达到平衡。碳水化合物所提供的热量应占总热量的 55％～65％,应鼓励患者多摄入复合碳水化合物及富含可溶性食物纤维素的碳水化合物和富含纤维的蔬菜。蛋白质不应超过需要量,即不多于总热量的 15％。限制饮酒。食盐限量在 6 g/d 以内,尤其是高血压患者。

### (三)运动治疗

运动治疗的原则是适量、经常性和个体化。以保持健康为目的的体力活动一般为每天至少 30 分钟中等强度的活动,如慢跑、快走、骑自行车、游泳等。但是,运动项目要和患者的年龄、健康状况、社会、经济、文化背景相适应,即运动的项目和运动量要个体化。应将体力活动融入日常的生活中,如尽量少用汽车代步和乘电梯等。

运动治疗是糖尿病的基础治疗,但对于合并糖尿病肾病、视网膜病变、神经病变、冠心病、下肢血管病变等并发症的患者应进行轻中度运动为宜,过度运动可能导致病情加重。另外,运动中应随时防止低血糖发生。

### (四)药物治疗

目前糖尿病治疗药物包括口服药和注射制剂两大类。

口服降糖药主要有促胰岛素分泌剂、非促胰岛素分泌剂、二肽基肽酶-4 抑制剂(DPP-4 抑制剂)和钠-葡萄糖共转运蛋白 2 抑制剂(SGLT-2 抑制剂)。

注射制剂有胰岛素及胰岛素类似物、胰高血糖素样多肽-1受体激动剂（GLP-1受体激动剂）。

**1.口服药物**

（1）促胰岛素分泌剂：促进胰岛素分泌，主要包括磺胺类和格列奈类。

磺胺类药物：包括格列苯脲、格列齐特、格列吡嗪、格列喹酮等。该类药物通过促进胰岛 B 细胞分泌胰岛素来控制血糖，使用不当可导致低血糖，特别是在老年患者和肝、肾功能不全者；也会使体重增加。

该类药物适用于与二甲双胍或与其他降糖药物联合使用控制血糖。

使用时的注意事项包括肾功能轻度不全者可选用格列喹酮；依从性不好者建议选择每天一次服用的药物。

格列奈类药物：包括瑞格列奈、那格列奈。该类药物通过增加胰岛素分泌发挥降糖作用，用法同磺胺类药物。此类药物吸收后起效快、作用时间短。使用不当可导致低血糖，但低血糖的发生率和程度较磺胺类药物轻。

（2）非促胰岛素分泌剂：包括二甲双胍类、噻唑烷二酮类和 a-糖苷酶抑制剂。

二甲双胍：对正常人几乎无作用，而对糖尿病患者降血糖作用明显，不影响胰岛素分泌，减少肝脏葡萄糖的输出，有轻度的减轻体重作用，可减少心血管疾病、死亡发生的风险和预防糖尿病前期发展为糖尿病。

二甲双胍是当前糖尿病指南推荐治疗 2 型糖尿病的一线用药，可单独使用或和其他降糖药物联合使用。二甲双胍单独使用不导致低血糖。

噻唑烷二酮类药物：常用药物有罗格列酮、吡格列酮。该类药物可以通过增加胰岛素的敏感性来改善血糖。不良反应包括体重增加、水肿、增加心力衰竭风险。单独使用时不导致低血糖，与胰岛素或促泌剂联合使用可增加发生低血糖的风险。

噻唑烷二酮类药物可以与二甲双胍或与其他降糖药物联合使用治疗 2 型糖尿病的高血糖，尤其是肥胖、胰岛素抵抗明显者。

a-糖苷酶抑制剂药物：包括阿卡波糖、伏格列波糖。适用于以碳水化合物为主要食物成分、餐后血糖明显升高的患者。其作用机制为抑制碳水化合物在小肠上部的吸收，可降低餐后血糖、改善空腹血糖。使用时通常会有胃肠道反应。

DPP-4 抑制剂：主要通过增加胰岛素分泌改善血糖。目前国内上市的有沙格列汀、西格列汀、维格列汀、利格列汀、阿格列汀 5 种。可单药或联合使用以治疗 2 型糖尿病。单用不增加低血糖风险，也不增加体重。

SGLT-2 抑制剂：通过抑制肾脏对葡萄糖的重吸收、促进葡萄糖从尿中排泄达到降血糖目的,兼具减体重和降血压作用,还可以降低尿酸水平、减少尿蛋白排泄、降低甘油三酯等。单药或联合使用以治疗2型糖尿病。单用不增加低血糖风险。

主要有达格列净、坎格列净、恩格列净。达格列净和恩格列净餐前餐后服用均可,坎格列净需在第一次正餐前口服。

该类药物除了有较强的降糖作用外,还有很强的独立于降糖作用之外的减少2型糖尿病患者心血管疾病、心功能衰竭和肾衰竭发生风险的作用。

2.注射药物

(1)胰岛素:可分为常规胰岛素、速效胰岛素、中效胰岛素、长效胰岛素和预混胰岛素。根据患者的具体降糖需求选择不同的胰岛素。胰岛素的常见不良反应为低血糖和体重增加,接受长期注射胰岛素的患者还可出现皮下脂肪增生和萎缩。对胰岛素过敏少见。

(2)GLP-1受体激动剂:通过激动GLP-1受体而发挥降糖作用。通过增强胰岛素分泌,抑制胰高血糖素分泌,延缓胃排空,通过中枢性的食欲抑制来减少进食量。

目前国内上市的GLP-1受体激动剂有艾塞那肽、贝那鲁肽、利拉鲁肽、度拉糖肽,均需皮下注射使用。

临床试验结果显示利拉鲁肽和度拉糖肽有独立于降糖作用之外的减少2型糖尿病患者发生心血管病变风险的作用。

肥胖或超重的2型糖尿病患者在饮食和运动不能满意控制血糖的情况下,应首先采用非胰岛素促分泌剂类降糖药物治疗。非肥胖或超重的2型糖尿病患者在饮食和运动不能满意控制血糖的情况下,可首先采用胰岛素促分泌剂类降糖药物或α-糖苷酶抑制剂。当采用一种口服降糖药物治疗血糖控制不达标时,可采用两种或3种不同作用机制的口服降糖药物进行联合治疗。在口服药联合治疗的情况下血糖仍控制不满意,可在口服药基础上开始联合使用胰岛素或换用胰岛素。严重高血糖的患者应首先采用胰岛素降低血糖,减少发生糖尿病急性并发症的危险性。

**(五)血糖监测**

血糖监测的结果可被用来反映饮食控制、运动治疗和药物治疗的效果并指导对治疗方案的调整。血糖控制良好或稳定的患者可采用快速血糖仪,应每周监测一天或两天,血糖控制不理想的患者应适当增加监测次数。HbA1C可反映过去2~3个月的血糖控制情况,血糖控制达到目标的糖尿病患者应每年检查

3次HbA1C,血糖控制于达到目标或治疗方案调整后的糖尿病患者应每3个月检查1次HbA1C。在血糖超过16.7 mmol/L(300 mg/dL)时,均应进行常规的尿酮体监测。

综上,现代医学采用饮食、运动基础上的口服药和胰岛素治疗,对多数糖尿病患者可以有效控制,疗效肯定。目前中医治疗的优势主要体现在:①改善临床症状,很多患者在西医治疗下即使血糖控制良好,仍存在乏力、口干、饥饿感强烈、腰酸、视物模糊、性情急躁等临床症状,中医治疗可以很好地解决这些问题,从而改善患者的生活质量。②部分存在严重胰岛素抵抗的肥胖患者即使联合使用多种降糖药,血糖仍难以满意控制,给予中药治疗可以控制体重,改善胰岛素抵抗,起到辅助降糖作用。③活血通络可以减少或延缓糖尿病慢性并发症的发生。④中医干预糖尿病的最大优势还体现在针对糖尿病慢性并发症的治疗上,具体内容详见"变证"部分。

**八、急证处理**

糖尿病急性并发症包括糖尿病酮症酸中毒、非酮症高渗性昏迷和低血糖昏迷,病情危重,需中西医结合抢救。

**(一)糖尿病酮症酸中毒**

1.西医治疗原则

立即用胰岛素纠正代谢紊乱,输液补充血容量,纠正电解质紊乱,消除诱因。目前多采用小剂量胰岛素静脉滴注方法。

(1)第1阶段治疗:患者于静脉取血测血糖、电解质、$CO_2CP$、尿素氮后(有条件者同时测血pH和血气分标),立即开放静脉,先静脉滴注0.9%氯化钠注射液,在0.9%氯化钠注射液内加入短效胰岛素,剂量按每小时4~6 U,若1小时计划输液1 000 mL,则于500 mL液体内加短效胰岛素2~3 U,以此类推。持续静脉滴注每2小时复查血糖,根据血糖下降情况进行调整。

血糖下降幅度超过胰岛素滴注前水平的30%,或平均每小时下降3.9~5.6 mmol/L可继续按原量滴注。若血糖下降幅度小于滴注前水平30%,则说明可能伴有抗胰岛素因素,此时可将RI剂量加倍。若血糖下降速度过快,或患者出现低血糖反应,则可分别轻重采取相应处理。当血糖下降至≤13.9 mmol/L时则转为第2阶段治疗。

(2)第2阶段治疗。和第1阶段比主要有两点改变:将原输液的0.9%氯化钠注射液改为5%葡萄糖或5%葡萄糖生理盐水;胰岛素用量则按葡萄糖与胰岛素的比例加入输液瓶内,即根据患者血糖下降情况每2～4 g葡萄糖给1 U的短效胰岛素维持静脉滴注。按此浓度持续点滴使患者血糖维持在11 mmol/L左右,一直到尿酮体转阴,尿糖(＋)时可以过渡到平日治疗,改为皮下注射,但应在停静脉滴注胰岛素前1小时,皮下注射一次RI,一般注射量为8 U以防血糖回跳。

此外还要补液、补钾、给碱性药,以及消除各种诱因和积极治疗各种并发症等。

2.中医学治疗

(1)气阴两虚:口渴多饮,尿频量多,极度疲乏,心悸,舌红少苔,脉细数。

治法:益气养阴,清热生津。

常用方:生脉散(《医学启源》)合增液汤(《温病条辨》)加减。

太子参、麦冬、五味子、生地黄、玄参、南沙参、石斛、生黄芪、知母、枳实、茯苓。

(2)燥热入血:口渴多饮,尿频量多,体倦乏力,脘痞食欲缺乏,恶心欲吐,头目眩晕,大便干结,舌黯红、苔白腻或黄腻,脉弦滑。

治法:清热和血,祛湿化浊。

常用方:黄连解毒汤(《外台秘要》)合增液汤(《温病条辨》)加减。

黄连、黄芩、生地黄、玄参、天花粉、苍术、佩兰、赤芍、酒军、枳实、茯苓、黄芪、怀山药。

(3)热闭清窍:头痛烦躁,烦渴引饮,呼吸深大,有烂苹果气味,甚则嗜睡昏迷,尿少色黄,舌质红绛或黑褐少津,脉细数。

治法:清热开窍。

常用方:清宫汤(《温病条辨》)加减。

西洋参、犀角磨冲、生地黄、玄参、天冬、淡竹叶、黄连、莲子心、丹参、石菖蒲、郁金。

(4)阴竭阳脱:目眶凹陷,昏迷,目呆口张,气少息促,面唇苍白或青紫,汗出如油,四肢厥冷,舌青紫,脉微欲绝。

治法:益气固脱。

常用方:四逆加人参汤(《伤寒论》)加减。

红参、附片、干姜、麦冬、五味子、山萸肉、生龙骨、生牡蛎、炙甘草。

(二)非酮症性高渗性糖尿病昏迷

**1.西医治疗**

立即大量补液纠正高渗脱水,补充胰岛素降低血糖,纠正电解质紊乱——补钾,积极治疗并发症消除诱因。

(1)立即补液,以尽快恢复患者的血容量,纠正脱水高渗状态。

(2)胰岛素治疗用法同糖尿病酮症酸中毒。

(3)补钾:同糖尿病酮症酸中毒。

(4)积极治疗并发症。

**2.中医学治疗**

(1)阴津亏损:口渴多尿,倦怠乏力,大便干结,表情淡漠,反应迟钝,唇舌干红,皮肤干燥,缺乏弹性,脉象虚数。

治法:滋阴增液。

常用方:增液汤(《温病条辨》)加减。

细生地黄、麦冬、玄参、沙参、花粉、葛根。

(2)热闭清窍:高热神昏,烦躁谵语或昏睡不语,便结溲赤,口唇干裂,皮肤干燥,舌质绛,苔黄燥,脉细滑数。

治法:清热凉血,醒神开窍。

常用方:清营汤(《温病条辨》)加减。

犀角粉冲、生地黄、玄参、麦冬、莲子心、黄连、丹参、金银花、连翘、酒军、赤芍。

(3)阴竭阳脱:面色苍白,昏聩不语,目眶下陷,舌苔干裂,四肢厥冷,血压下降,尿少或尿闭,脉微欲绝。

治法:回阳救逆。

常用方:四逆加人参汤(《伤寒论》)加减。

红参、山萸肉、麦冬、附子、干姜、炙甘草。

(4)对糖尿病高渗性昏迷并发动静脉血栓时可静脉点滴丹参注射液;并发脑血管意外,可静脉点滴清开灵注射液有较好的疗效。

(三)低血糖昏迷

治疗要点:如果无意识障碍,可让患者少量进食即可或含服糖块;如出现轻度意识障碍,可给予口服葡萄糖溶液,或静脉补充葡萄糖;如出现昏迷,则应立即静脉推注50%的葡萄糖,在持续静脉滴注葡萄糖。

## 九、变证治疗

### (一)消渴肾病

发病之初,病在肝肾,气阴两虚,络脉瘀结。病程迁延,阴损及阳,脾肾虚衰。病变晚期,肾体劳衰,肾用失司,浊毒内停,五脏受损,气血阴阳衰败,变证蜂起。水湿浊毒上犯,凌心射肺可致心衰;浊邪壅塞三焦,肾关不开,则少尿或无尿,发展为关格。

1.肝肾气阴两虚,肾络瘀滞

证候:腰膝酸软,疲乏无力,头晕目眩,怕热,便干,双目干涩,视物模糊,舌体胖,舌质黯,或有瘀斑瘀点,苔白。脉象:弦细数。

治法:滋补肝肾,益气养阴,化瘀通络。

常用方:山萸肉、枸杞子、生黄芪、太子参、首乌、生地黄、丹参、川芎、谷精草。

2.脾肾两虚,肾络瘀阻

证候:腰膝酸疼,神疲乏力,纳少腹胀,面足水肿,畏寒肢冷,夜尿多。舌体胖有齿印,舌质淡暗或有瘀斑瘀点,苔白。沉细无力。

治法:温肾健脾,益气活血。

常用方:仙茅、淫羊藿、白术、生黄芪、当归、川芎、丹参、猪苓、茯苓、芡实、金樱子、熟大黄。

3.气血阴阳俱虚,肾络瘀结,浊毒内停

证候:腰膝酸疼,神疲乏力,面色萎黄,唇甲色淡,心悸喘憋,尿少水肿,纳呆呕恶,大便秘结。舌体胖,舌质黯淡无华,苔厚腻。脉象:沉细无力。

治法:益气养血,化瘀散结,通腑泻浊。

常用方:生黄芪、当归、卫矛、莪术、瓜蒌、大黄。

### (二)消渴痹瘘

肝肾阴虚,络气虚滞,经脉失养,早期出现肢体麻木,疼痛,感觉障碍,晚期出现肌肉萎缩,甚则腿胫肉脱,步履全废等并发症,因继发于消渴,故称为消渴痹瘘。

1.分证论治

(1)气血两虚,络脉失荣:步履欹侧,或站立不稳,两足如踩棉花,手足指趾麻木,甚或手指不能摄物,肌肤不仁,触之木然,腓肠触痛,肌肉瘦瘪,且觉无力,张力减退。舌胖嫩红,边有齿痕,苔薄净,脉濡细。

治法:益气养血,调和营卫。

常用方:黄芪桂枝五物汤(《金匮要略》)合当归补血汤(《内外伤辨惑论》)加减。

生黄芪、当归、白芍、桂枝、白术、川牛膝、木瓜。

(2)气阴两虚,络脉瘀阻:始觉足趾发冷,渐次麻木,年经月累,上蔓至膝,渐及上肢,手指麻木,甚或痛如针刺,或如电灼,拘挛急痛,或如撕裂,昼轻夜重,轻轻抚摸,即觉疼痛,肌肤干燥,甚或皲裂,乏力,口干喜饮,大便干燥,四末欠温。舌黯红,舌体胖大,苔薄而干或少苔,脉弦细或数。

治法:益气养阴,活血通络。

常用方:生黄芪、生地黄、山萸肉、丹参、鬼箭羽、赤芍、狗脊、牛膝、木瓜、枸杞、当归、全蝎、蜈蚣。

(3)肝肾亏虚,络虚风动:腰尻腿股剧烈疼痛,犹如刀割电灼,无时或休,入夜尤甚,腿股无力,张力低下,肌肉萎缩,久坐之后,未能站立。腰酸腿软,头晕耳鸣,骨松齿摇,舌淡,少苔或有剥裂,脉弦细无力。

治法:滋补肝肾,益精填髓。

常用方:狗脊、川断、牛膝、木瓜、杜仲、熟地黄、当归、枸杞子、菟丝子、丹参、赤白芍、制龟甲、地龙。

2.其他治疗

(1)中成药:丹参注射液 20 mL 溶于 0.9％氯化钠溶液 250 mL 中,静脉滴注,每天 1 次。

(2)按摩:双下肢按摩可促进局部血液循环,改善症状,但用力应轻柔,或局部穴位按摩,取双侧足三里、环跳、委中、承山、三阴交、涌泉穴,每次 15 分钟,每天 1~2 次,具有滋养肝肾,疏通脉络,调畅气血的功能。

### (三)消渴眼病

糖尿病日久,耗气伤阴,气阴两虚,瘀阻目络;或阴损及阳,致阴阳两虚,目络阻滞,痰瘀互结,而导致目络受损,以眼底出血、渗出、水肿、增殖、视物模糊、视力下降为主要临床表现。本病病位在目,主要涉及肝、脾、肾等脏腑;病性为本虚标实,虚实夹杂,寒热并见。在治疗上以益气养阴,滋养肝肾,阴阳双补治其本;通络明目,活血化瘀,化痰散结治其标。

临证要整体辨证与眼局部辨证相结合。首当辨全身虚实、寒热,根据眼底出血时间,酌加化瘀通络之品。早期出血以凉血化瘀为主,出血停止两周后以活血化瘀为主,后期加用化痰软坚散结之剂。

1.分证论治

(1)气阴两虚,脉络瘀滞:多饮、多尿、多食症状不典型,口咽干燥、神疲乏力、少气懒言、眠少汗多、大便干结,或头晕耳鸣、或肢体麻木、舌体胖、舌淡红、苔薄白或舌红少苔、中有裂纹、脉细或细而无力。眼症:视力减退,视网膜病变多为单纯型的Ⅰ～Ⅱ期(如见或多或少的视网膜微血管瘤。并有小点片状出血或黄白色硬性渗出)。

治法:益气生津,化瘀通络。

常用方:生脉饮(《内外伤辨惑论》)加减。

生黄芪、太子参、麦冬、五味子、枸杞子、菊花、丹参、当归。

(2)肝肾阴虚,脉络瘀阻:多饮、多尿、多食症状不明显,口干乏力、心悸气短、头晕耳鸣、腰膝酸软、肢体麻木、或双下肢微肿、大便干燥与稀溏交替出现、舌体胖嫩、舌色紫黯或有瘀斑、脉细乏力或细涩。眼症:视物模糊,或视物变形,或自觉眼前黑花漂移,甚至视力严重障碍,视网膜病变多为单纯型或由单纯型向增殖型发展(Ⅱ～Ⅳ期),如见,或多或少的视网膜微血管瘤,新旧杂陈的点片状和火焰状出血,黄白色的硬性渗出及白色的棉絮状斑,或黄斑水肿渗出,视网膜新生血管等。眼底出血多时可融合成片,或积聚于视网膜前,或形成玻璃体积血。

治法:滋补肝肾,化瘀通络。

常用方:杞菊地黄丸(《医级》)加减。

枸杞子、菊花、熟地黄、山萸肉、怀山药、茯苓、泽泻、牡丹皮、丹参。

(3)阴阳两虚,痰瘀阻络:面色苍黄晦暗、气短乏力、腰膝酸软、畏寒肢冷、颜面或下肢水肿、食欲缺乏、大便溏泻或溏泻与便秘交替、夜尿频数、浑浊如膏、舌淡苔白、脉沉细无力。眼症:视力严重障碍。甚至盲无所见。视网膜病变多为增殖型(Ⅳ～Ⅵ期,眼底所见同前)。

治法:阴阳双补,逐瘀散结。

常用方:右归饮(《景岳全书》)加减。

附子、肉桂、鹿角胶、熟地黄、山萸肉、枸杞子、怀山药、菟丝子、杜仲、当归、淫羊藿、鬼箭羽、穿山甲、瓦楞子、浙贝、海藻、昆布、三七。

2.其他疗法

(1)中成药:明目地黄丸水蜜丸每次6g,小蜜丸每次9g,大蜜丸每次1丸,每天2次。滋肾,养肝,明目。用于肝肾阴虚,目涩畏光,视物模糊等。石斛夜光丸每次5片,每天3次。清除湿热,利尿排石。用于肝肾两亏,阴虚火旺,内障目暗,视物昏花等。

（2）针灸：对于糖尿病视网膜病变1~3级、出血较少者，可慎用针刺疗法，取太阳、阳白、攒竹、足三里、三阴交、光明、肝俞、肾俞等穴，叮分网组轮流取用，每次取眼区穴1~2个，四肢及背部3~5个，平补平泻。

（3）电离子导入：采用电离子导入的方式，使中药制剂直接到达眼部的病灶组织，从而促进视网膜出血、渗出和水肿的吸收，具有方法简便、创伤小、作用直接等特点。

**（四）消渴脱疽**

糖尿病日久，耗气伤阴，五脏气血阴阳俱损，肌肤失养，血脉瘀滞，日久化热，灼伤肌肤和/或感受外邪致气滞、血瘀、痰阻、热毒积聚，以致肉腐骨枯所致。病情发展至后期则阴损及阳，阴阳两虚，阳气不能敷布温煦，致肢端阴寒凝滞，血脉瘀阻，发为脱疽。

临证辨治要分清标本，强调整体辨证与局部辨证相结合，注意扶正与祛邪并重。内治法重在整体辨证，结合局部辨证；外治法以局部辨证为主。

1.分证论治

（1）湿热毒盛，络脉瘀阻：患趾腐黑湿烂，脓水色败臭秽，坏疽有蔓延趋势，坏死部分向近心端扩展并累及旁趾，足部红肿疼痛，边界不清，甚者肿及小腿，可伴有发热。舌质黯红或淡、苔黄腻，脉沉滑。

治法：清热利湿，解毒通络。

常用方：四妙丸（《成方便读》）加减。

苍术、黄柏、牛膝、薏苡仁、萆薢、金银花、生地黄、白花蛇舌草、蒲公英、川连、红花、忍冬藤、赤芍、牡丹皮、丹参。

（2）气阴两伤，络脉瘀毒：患足红肿消退，蔓延之势得到控制，患趾干黑，脓水减少，臭秽之气渐消，坏死部分与正常组织界线日趋清楚，疼痛缓解，口干，乏力，舌胖，质黯，苔薄白或薄腻，脉沉细。

治法：益气养阴，祛瘀托毒。

常用方：托里消毒散（《外科正宗》）加减。

生黄芪、太子参、丹参、白花蛇舌草、鹿衔草、麦冬、五味子、白术、桃仁、红花、地龙、川芎、丝瓜络、忍冬藤。

（3）气血两虚，络脉瘀阻：截趾创面脓腐已去，腐化筋膜组织减少，并逐渐内缩，新生肉芽红润，上皮新生，疮面渐收，足部无红肿疼痛，全身情况平稳。

治法：益气养血，化瘀通络。

常用方：生黄芪、当归、太子参、丹参、鹿衔草、鸡血藤、茯苓、山萸肉、红花、地龙、川芎、丝瓜络。

2.其他疗法

(1)局部处理:局部清创的方法有一次性清法和蚕食清法两种。一次性清法适应于:生命体征稳定,全身状况良好;湿性坏疽(筋疽)或以湿性坏疽为主,而且坏死达筋膜肌肉以下,局部肿胀明显、感染严重、血糖难以控制者。蚕食清法适应于:生命体征不稳定,全身状况不良,预知一次性清创难以承受;干性坏疽(脱疽)分界清楚者或混合型坏疽,感染、血糖控制良好者。

(2)外敷药:①湿热毒盛期。疮面糜烂,脓腔,秽臭难闻,肉腐筋烂,多为早期(炎症坏死期),宜祛腐为主,方连九一丹等。②正邪纷争期。疮面分泌物少,异味轻,肉芽渐红,多为中期(肉芽增生期),宜祛腐生肌为主,方选红油膏等。③毒去正胜期。疮面干净,肉芽嫩红,多为后期(瘢痕长皮期),宜生肌长皮为主,方选生肌玉红膏等。

(3)中药浸泡熏洗:①清化湿毒法。适用于脓水多而臭秽重、引流通畅者,药用土茯苓、马齿苋、苦参、明矾、黄连、重楼等煎汤,温浸泡患足。②温通经脉法。适用于阳虚络阻者,药用桂枝、细辛、红花、苍术、土茯苓、黄柏、百部、苦参、毛冬青、忍冬藤等煎汤,温浸泡患足。③清热解毒、活血化瘀法。适用于局部红、肿、热、痛明显,热毒较甚者,药用大黄、毛冬青、枯矾、马勃、元明粉等煎汤,温浸泡患足。中药浸泡熏洗时,应特别注意引流通畅和防止药液烫伤。

### (五)消渴阳痿

糖尿病日久,肝脾肾受损,气血阴阳亏虚,阴络失荣导致宗筋不用而成。本病的病位在宗筋,主要病变脏腑为肝、脾、肾。病理性质有虚实之分,且多虚实相兼。

1.分证论治

(1)肾阳不足:阳痿阴冷,精薄精冷,头晕耳鸣,面色㿠白,精神萎靡,腰膝酸软,畏寒肢冷,短气乏力,舌淡胖润、或有齿痕,脉沉细尺弱。

治法:温补肾阳。

常用方:右归丸(《景岳全书》)加减。

鹿角胶、附子、肉桂、熟地、菟丝子、当归、杜仲、怀山药、山萸肉、枸杞子。

(2)心脾两虚:阳痿不举,精神不振,心悸气短,乏力自汗,形瘦神疲,夜寐不安,胃纳不佳,面色不华,舌质淡,脉沉细。

治法:补益心脾。

常用方:归脾汤(《济生方》)加减。

黄芪、白术、茯神、龙眼肉、人参、木香、当归、远志、甘草、酸枣仁。

(3)湿热下注:阳痿茎软,阴囊潮湿,臊臭或痒痛,下肢酸困,小便短赤,舌苔黄腻,脉濡数。

治法:清热利湿。

常用方:龙胆泻肝汤(《医方集解》)加减。

龙胆草、黄芩、栀子、泽泻、车前子、当归、柴胡、生地黄、薏苡仁、甘草。

加减:阴部瘙痒、潮湿甚加地肤子、蛇床子。

(4)肝郁气滞:阳痿失用,情志抑郁或易激动,失眠多梦,腰膝酸软,舌黯苔白,脉沉弦细。

治法:疏肝理气,兼以活血。

常用方:四逆散(《伤寒论》)加减。

柴胡、枳实、枳壳、当归、白芍、蜈蚣、甘草、佛手、刺猬皮。

(5)气滞血瘀:阳痿不举,龟头青黯,或见腰、小腹、会阴部位刺痛或不适,舌质紫黯或有瘀斑瘀点,脉弦涩。

治法:行气活血,化瘀起痿。

常用方:少腹逐瘀汤(《医林改错》)加减。

小茴香、干姜、延胡索、当归、川芎、肉桂、赤芍、生蒲黄、五灵脂。

2.其他疗法

(1)中成药:五子衍宗丸水蜜丸每次6 g,小蜜丸每次9 g,大蜜丸每次1丸,每天2次。补肾益精。用于肾虚精亏所致的阳痿不育、遗精早泄等。参茸丸水蜜丸每次5 g,大蜜丸每次1丸,每天2次。滋阴补肾,益精壮阳。用于肾虚肾寒,腰腿酸痛等。

(2)针灸:①取穴神阙、气海、关元、肾俞、命门、百会、太溪、足三里。前三穴用灸法,余用针刺施以补法,使腹部穴热感传至阴部。②主穴取大赫、命门;配穴取足三里、气海、关元。操作采用"探刺感传法",随意轻微使捻转,使针感传向阴茎;取"烧山火"补法,作龙眼推使,完毕,左手拇、食指用力夹住针柄上端,不使针向回松动,以右手拇指指甲从上向下刮动针柄。退针时,用左手拇、食指向下轻压,待针下松弛时,右手将针快速撤出,急速揉按针孔。③主穴取中极、归来、大赫;配穴取风池、内关。操作:针刺中极、归来、大赫时,需使针感传至尿道;针刺风池时,应是针感放射至整个头部。适用于各型患者。若命门火衰者,加腰阳关、命门、关元;心脾受损者,加脾俞、足三里、神门;肝气郁结者,加肝俞、太溪、阳陵泉;惊恐伤肾者,加心俞、志室、神门;湿热下注者,加足三里、膀胱俞、丰隆。

### (六)消渴汗证

糖尿病泌汗异常病位在皮肤腠理,病位虽在表,却是体内脏腑功能失调的表现。病性为本虚标实。汗出过多主要为气虚不固或热逼汗出,汗出过少则主要为阴津亏虚。

1.分证论治

(1)阴阳失调:上半身多汗,下半身少汗或无汗,怕冷又怕热,失眠多梦,每遇情绪波动时,常易自汗,甚则汗出淋漓,舌黯苔白,脉沉细。

治法:调和阴阳。

常用方:桂枝加龙骨牡蛎汤(《伤寒论》)加减。

桂枝、白芍、五味子、龙骨、牡蛎、浮小麦、炙甘草。

(2)脾肺气虚:心胸头面汗出,进食尤甚,面色㿠白,气短乏力,心悸健忘,纳呆便溏,舌质淡嫩,脉象虚弱。

治法:补益脾肺,固表止汗。

常用方:玉屏风散(《丹溪心法》)加减。

黄芪、白术、防风、党参、黄精、炙甘草、生龙牡。

(3)心肾阴虚:心胸汗出,虚烦失眠,心悸健忘,头晕耳鸣,咽干舌燥,腰膝酸软,多梦遗精,骨蒸潮热,小便短赤,舌红苔白,脉象细弱。

治法:补益心肾,敛阴止汗。

常用方:六味地黄丸(《小儿药证直诀》)加减。

山萸肉、熟地、怀山药、茯苓、牡丹皮、泽泻、五味子、银柴胡、陈皮。

2.其他疗法

(1)中成药:玉屏风颗粒每次 5 g,每天 3 次。益气,固表,止汗。用于表虚不固,自汗恶风等。知柏地黄丸水蜜丸每次 6 g,小蜜丸每次 9 g,大蜜丸每次 1 丸,每天 2 次。滋阴降火。用于阴虚火旺、潮热盗汗等。

(2)外治:以麻黄根、牡蛎火煅,与赤石脂、龙骨共为细末,以绢袋储存备用。将皮肤汗液擦干后,以此粉扑之。

### 十、疗效评定标准

本标准是对患者治疗中总体的评定标准,在科研中应说明研究的主要目标,若单为降血糖,可按降糖程度评定,但应说明配合其他治疗的方法。各种并发症的评定标准另订。

(1)临床缓解:①空腹血糖<6.1 mmol/L(110 mg/dL),餐后 2 小时血糖

≤8.3 mmol/L(150 mg/dL)，糖化血红蛋白<6%。②血脂正常。③24 小时尿糖<5 g。④临床症状消失。⑤体重向标准方向发展，并在标准体重上下 20%以内。⑥生存质量上升 2 级以上。⑦并发症缓解(各病症解除的具体指标另订)。

(2)显效：①空腹血糖＜7.2 mmol/L（130 mg/dL），餐后 2 小时血糖≤10.8 mmol/L(180 mg/dL)，糖化血红蛋白<8%。②血脂：总胆固醇（TC）＜5.96 mmol/L(230 mg/dL)，三酰甘油（TG）＜1.47 mmol/L（180 mg/dL）。③24 小时尿糖＜10 g。④临床症状明显减轻。⑤体重向标准方向发展，疗程内体重趋向标准体重＞2 kg(偏瘦者，体重增加＞2 kg，偏胖者，体重减少＞2 kg)。⑥生存质量提高到相应期的上限。⑦并发症显著减轻(各病症解除的具体指标另订)。

(3)有效：①空腹血糖＜8.3 mmol/L（150 mg/dL），餐后 2 小时血糖≤11.1 mmol/L(200 mg/dL)；②血脂：TC＜6.48 mmol/L（250 mg/dL），TG＜1.7 mmol/L(200 mg/dL)；③24 小时尿糖＜15 g。④临床症状有所减轻。⑤体重向标准方向有所发展。⑥生存质量有所提高。⑦并发症有所减轻(各病症解除的具体指标另订)。

(4)无效：各项指标达不到上述要求标准。

**十一、护理与调摄**

(1)宣传消渴知识，使患者及其家属对本病有基本的认识，解除心理负担，配合医师对消渴进行合理、全面的治疗和监测。

(2)节饮食：节制饮食在消渴的调护中占有相当重要的位置。对于消渴患者来讲，无论采取何种治疗措施，不管形体、年龄、证候类型如何，合理的饮食控制是治疗成功的关键。主要包括对饮食数量、品种及规律饮食进行合理的安排。

(3)调情志：中医学认为，消渴的发生和情志异常有密切关系。发生消渴后，若情志不遂可加重病情，而调节情志可以消除内部之火，解除消渴诱发因素。日常生活中，消渴患者应避免太过或不及的情志变化，保持平和的心态，使精神内守。切忌恼怒、郁闷、忧思等不良情绪。

(4)慎起居：消渴患者平常应保持生活规律，起居有常，睡觉充足，动静结合，劳役适度，避免外邪侵入肌体。同时，保持适当、规律、定时的体育锻炼，增强体质，提高抗病能力。

(5)坚持治疗：消渴难痊愈。治疗后虽症状或有所缓解，但疾病多未痊愈，此时应注意监测病情，坚持服药治疗而万不可中断。

## 十二、预后与转归

目前认为消渴尚无法根治,但是通过多种措施,可使本病得到良好的控制,控制良好的患者与正常人的寿命及生活质量接近,而控制不良的患者寿命缩短,生活质量明显降低。消渴常病及多个脏腑,病变影响广泛,最终引发各种并发症,形成消渴与其他病证共见的复杂局面。其预后与多种因素相关:①各项相关指标控制的好坏,血压、血糖、血脂、体重及临床症状5个指标不仅是消渴控制好坏的指标,而且也是并发症发证的重要危险因素,这5个指标控制良好者,预后较好,控制不佳者则易于发生变证,预后较差;②是否合并有并发症及其病变的程度,若并发症较少或不严重,则预后尚可,若并发症较多且较重,则预后、病情较重。

## 十三、古训今释

### (一)病名溯源

消渴之名首见于《素问·奇病论》:"有病口甘者,病名为何？……此肥美之所发也,此人必数食甘美而多肥也,肥者令人内热,甘者令人中满,其气上溢转为消渴。"《黄帝内经》还根据发病原因、病变部位、病理机制及临床表现的不同,又有"消瘅""肺消""鬲消""消中""风消""脾瘅"等名称。后汉张仲景继承《内经》消渴基本理论,结合自己的研究成果加以发挥,在《金匮要略》中列"消渴小便利淋病脉证并治"专篇加以讨论,仍采用"消渴"病名。唐代王焘《外台秘要·消渴消中门》引《古今录验方》曰:"消渴有三:一渴而饮水多,小便数,无脂似麸片甜者,皆是消渴也;二吃食多,不甚渴,小便少,似有油而数者,此是消中病也;三渴饮水不能多,但腿肿,脚先瘦小,阴痿弱,数小便者,是肾消病也。"较完整准确地提出了"消渴"的概念,而且将消渴进行了临床分类。

宋代王怀隐《太平圣惠方·三消论》沿用《外台秘要·消渴消中门》中消渴的分类方法,并明确提出"三消"的概念,谓:"夫三消者,一名消渴,二名消中,三名消肾"。到金元时代"三消"内容已不是"消渴""消中""消肾",而是被"上消""中消""下消"所取代,如朱震亨在《丹溪心法·消渴》中根据三多症状的偏重和部位不同,将消渴分为上、中、下三消,谓:"上消者,肺也……;中消者,胃也……;下消者,肾也……"。由于上、中、下三消分类的方法,比较明确地将消渴不同证候类型进行了脏腑定位、定性,给临床辨证用药提供了极大方便,因而被后世广泛采用。

明代医家张介宾根据前人见解,在比较全面论述"阳消"外,还明确提出"阴消"之说,其在《景岳全书·杂证谟·消渴》中谓:"消证有阴阳,不可不察"。"火盛则阴虚,是皆阳消之证也,至于阴消之义则本有知之者。盖消者,消烁也,亦消耗也。凡阴阳血气之属,日见消败者,皆谓之消,故不可尽以火证为言。"虽然,"阴消"之名未被后世所接受,但"阴消"之证是客观存在的,这也是对命门火衰,水失蒸腾之消渴的进一步总结,确较前人更加全面、深刻。至此对消渴的认识已经比较全面,病名沿用至今。

**(二)医论撮要**

**1.病因学说**

(1)禀赋不足:先天禀赋不足,五脏虚弱,尤其是肾脏素虚,是消渴发病的基本原因,故《灵枢·五变》曰:"五脏皆柔弱者,善病消瘅"。本段经文为后世医家从体质因素探讨消渴的防治奠定了理论基础。唐代王焘则强调肾虚在消渴发病中的重要作用,其所著《外台秘要·消渴消中门》曰:"消渴者,原其发动,此则肾虚所致"。明代赵献可《医贯·消渴论》则曰:"人之水火得其平,气血得其养,何消之有。"说明消渴系由气血阴阳失调所致。

(2)形体肥胖:肥胖者有余之气不得利用,则化为热,热邪必耗伤阴津,此即《素问·奇病论》所谓"肥者令人内热"之意;又因肥胖之人素体湿热内盛,易于化火伤阴,故易患消渴。也即《素问·通评虚实论》"消瘅……肥贵人膏粱之疾也"。明代张介宾通过长期的临床观察,在分析各种致病因素的基础上,于《景岳全书·杂证谟·消渴》载曰:"消渴……皆富贵人病之,而贫贱者少有也。"

(3)饮食不节:长期过食肥甘醇酒厚味及辛燥刺激食物损伤脾胃,脾胃运化失司,积于胃中酿成内热,消谷耗液则发消渴。《素问·奇病论》在论述消渴病因病机时指出:"此人必数食甘美而多肥也,肥者令人内热,甘者令人中满,其气上溢,转为消渴。"唐代孙思邈《备急千金要方·消渴》详细记载了饮酒与消渴之间的关系:"凡积久饮酒,未有不成消渴……积年长夜,酣兴不解,遂使三焦猛热,五脏干燥,木石犹可焦枯,在人何能不渴。"元代朱震亨《丹溪心法·消渴》也云:"酒面无节,酷嗜炙博……脏腑生热,燥热炽盛,津液干焦,渴饮水浆,而不能自禁。"清代喻昌《医门法律·消渴论》则曰:"肥而且贵,醇酒厚味,孰无限量哉!久之食饮酿成内热,津液干涸……愈清愈渴,其膏粱愈无已,而成中消之病遂成矣。"由此可见,饮食不节,过食膏粱厚味,是患消渴的重要原因之一。

(4)情志失调:长期过度的精神刺激,可直接损伤脏腑,尤多造成肝脾损伤。郁怒伤肝,肝失疏泄,气郁化火,上灼肺津,下耗肾液,则发阴虚燥热之消渴,此即《灵枢·五变》所谓"怒则气上逆……转而为热,热则消肌肤,故为消瘅"。亦有思虑伤脾,脾不能为胃行其津液而为消渴者,如清代叶桂《临证指南医案·三消》曰:"心境愁郁,内火自燃,乃消症大病。"此外,心气郁结,郁而化火,心火亢盛,致肾阴亏损,水火不济,也可发为消渴。清代杨乘六《医宗己任编·消渴》谓:"消之为病,一原于心火炽炎……然其病之始,皆由不节嗜欲,不慎善怒。"金代刘完素《三消论》亦云:"消渴者……耗散精神,过违其度之所成也。"以上论述均说明五志过极,气郁化火亦是罹患消渴的重要原因。

(5)劳欲过度:房事不节,劳伤过度,肾精亏损,虚火内生则"火因水竭而益烈,水因火烈而益干",终至肾虚、肺燥、胃热俱现,发为消渴。正如唐代孙思邈《备急千金要方·消渴》所谓:"消之为病……盛壮之时,不自慎惜,快情纵欲,极意房中,稍至年长,肾气虚衰,此皆由房事不节所致也。"王焘则认为房事过度、肾燥精虚与消渴的发病有一定关系,《外台秘要·消渴消中门》载曰:"房室过极,致令肾气虚耗故也,下焦生热,热则肾燥,肾燥则渴"。《济生方》也有类似论述:"消渴之疾,皆起于肾,盛壮之时,不自保养,快情纵欲,饮酒无度……遂使肾水枯竭,心火燔炽,三焦猛热,五脏干燥,由是渴利生焉。"

2.病机学说

消渴因证立名,古代医家,特别是自宋代明确提出三消概念之后,多将其分为上、中、下三消论之,病变脏腑主要责之肺、胃、肾。对消渴病机的认识,河间主燥,子和主火,朱震亨主肾虚,赵养葵、张介宾则提出命火不足之论。其中虚实互见,三焦兼病,颇为复杂,兹分列如下。

(1)阴虚燥热:阴虚燥热是传统观点中消渴的病机核心。认为素体阴虚,加之房事不节,劳欲过度,损耗阴精,导致阴虚火旺,上蒸肺胃发为消渴。《素问·阴阳别论》曰"二阳结谓之消。"指出胃肠热结,耗伤津液是消渴的主要机制。金代刘完素在《三消论》中初步确立了消渴从燥热立论的学术思想,谓:"消渴之病者,本湿寒之阴气极衰,燥热之阳气太甚""燥热太甚而三焦肠胃之腠理怫郁、结滞、致密而水液不能浸润于外、营养百骸,故肠胃之外,燥热太甚,虽复多饮于中,终不能浸润于外,故渴不止,小便多者,以其多饮不能渗泄于肠胃之外而溲数也"。《医学心悟·三消》说:"三消之症,皆燥热结聚也。"《临证指南医案》亦指出:"三消之证,虽有上、中、下之分,其实不越阴亏阳亢,津涸热淫而已。"至今仍认为消渴早期,基本病机为阴津亏耗,燥热偏盛,阴虚为本,燥热为标。

(2)脾胃虚弱:脾主运化、升清,胃主受纳、腐熟水谷。若饮食不节,或情志不遂等原因致胃之受纳,脾之转输功能受损,津液不能上输则口渴欲饮,水谷不能滋养周身则形体消瘦。《素问·脏气法时论》说:"脾病者,身重善饥。"《灵枢·本脏》说："脾脆……善病消渴。"《灵枢·邪气脏腑病形》小说："脾脉微小为消瘅。"《脉经》载云："消中脾胃虚，口干饶饮水，多食亦肌虚。"明代《慎斋遗书·渴》中云："盖多食不饱，饮多不止渴，脾阴不足也。"治疗上十分重视养脾阴。戴元礼《证治要诀·消渴》则云："三消久久不治，气极虚"。赵献可在继承前贤理论基础上，进一步完善了脾胃虚弱所致消渴之病机，其在《医贯·消渴论》载曰："脾胃即虚，则不能输布津液故渴，其间纵有能食者，亦是胃虚引谷自救"。近代医家张锡纯也指出："消渴一证，皆起于中焦而及于上下。""因中焦病，而累及于脾也。……致脾气不能散精达肺则津液少，不能通调水道则小便无节，是以渴而多饮多溲也。"膵即现代医学中的胰腺，《难经》称为散膏。

（3）肝郁化火：肝主疏泄，司气机之通畅，推动血液和津液的正常运行。长期过度的精神刺激，情志不舒，或郁怒伤肝，肝失疏泄，气郁化火，上灼肺胃阴津，下灼肾阴；或思虑过度，心气郁结，郁而化火，心火亢盛，损耗心脾精血，灼伤胃肾阴液，均可导致消渴的发生。有关精神因素与消渴的关系，中国历代医籍中均有论述。如《灵枢·五变》篇中说："怒则气上逆，胸中蓄积，血气逆流……转而为热，热则消肌肤，故为消瘅。"金代刘河间《三消论》说："消渴者……耗乱精神，过违其度，而燥热郁盛之所成也。"明代《慎斋遗书·渴》说："心思过度，……此心火乘脾，胃燥而肾无救"可发为消渴。清代《临证指南医案·三消》说："心境愁郁，内火自燃，乃消症大病。"以上均说明了情志失调，五志过极化热伤津的病理过程。另外，肝主疏泄，对情志因素影响最大，故古代医家十分强调消渴的发生与肝脏有着密切关系。如清代医家黄坤载在《四圣心源·消渴》中说："消渴者，足厥阴之病也，厥阴风木与少阳相火为表里，……凡木之性专欲疏泄，……疏泄不遂……则相火失其蛰藏。"又在《素灵微蕴·消渴解》中说："消渴之病，则独责肝木，而不责肺金。"郑钦安在《医学真传·三消症起于何因》说："消症生于厥阴风木主气，盖以厥阴下水而上火，风火相煽，故生消渴诸证。"

（4）肾虚致渴：消渴的发生虽与五脏有关，但关键在于肾虚，肾虚为消渴之本，治疗上重在补肾。如东汉代张仲景认为肾虚是导致消渴的主要原因，创肾气丸治疗消渴，开补治消渴之先河；唐代《外台秘要》指出："消渴者，原其发动此则肾虚所致。"赵献可《医贯·消渴论》从命门立论认为消渴"因命门火衰，不能蒸腐水谷，水谷之气不能熏蒸，上润于肺，如釜底无薪，锅盖干燥，故渴""其所饮之水，未经火化，直入膀胱，正谓饮一升溲一升，饮一斗溲一斗。试尝其味，甘而不咸可知矣"。清代陈士铎《石室秘录·消渴》曰："消渴之证，虽分上中下，而肾虚以致消渴则无不同也。"《丹石玉案·消渴》曰："盖肾之所主者，水也；真水不竭……何至有干枯消渴之病乎？唯肾水一虚，则无以制余火……而三消之患始剧矣。"

（5）血瘀痰凝：关于瘀血与消渴关系的描述，古代文献早有记载，从《灵枢·五变》曰："其心刚，刚则多怒，怒则气上逆，胸中蓄积，血气逆留，腴皮充肌，血脉不行，转而为热，热则消肌肤，故为消瘅"。对瘀血产生口渴的机制，唐容川《血证论》有精辟论述："瘀血在里则口渴，所以然者，血与气本不相离，内有瘀血，故气不得通，不能载水津上升，是以为渴，名曰血渴，瘀血去则不渴矣。"至于痰湿所致之消渴，古书载有："上消者，肺病也。……盖火盛则痰燥，其消烁之力，皆痰为之助虐也。""中消者，胃病也。……痰入胃中，与火相乘，为力更猛，食入即腐，易于消烁。"可见古代医家对痰凝血瘀与消渴之关系早有明确认识。

综上，古代医家对消渴病机的认识既有主肺燥、胃热、肾虚而论之者，又有从脏腑功能失调，本虚标实，三消同病而阐述者；从受损脏腑言之，则与肺、胃、肾三脏关系密切，其中以肾虚为病机之关键。无论下消之病或三消同病，病既及于下，即当以肾为主，而肾虚之中又以阴虚为常，火衰为变。若迁延日久不愈，可致精血枯竭，阴阳俱衰并发诸症。

**3.治则治法**

消渴治则是在历代医家有关消渴理论指导下，根据消渴病因、病机、病位、病势及变证等确立，实质上也是辨证论治精神的具体体现。综合古代医家所确立的消渴治则治法主要有：三消分治、新久异治、补肾治本等。

（1）三消分治：古代医家认为消渴口渴多饮，消谷善饥，尿频量多等三消证候各有其不同的病因、病机，因此应分而论之。如明代马兆圣《医林正印·三消》曰："凡消渴者，是心火刑肺金而作渴，法当降火清金；凡消中者，胃也，法当下之；凡下消者，肾也，法当滋阴。"文中所言消渴是相对消中、消肾而言，此处专指消渴之上消。虽然马氏所论"消中者，法当下之"未被后世广泛采用，但消渴见有阳明腑实，津伤燥结之证选用调胃承气汤通下热结；因瘀热互结所致消渴选用桃核承气汤加味泻下瘀热；消渴见有阳明里热炽盛，肠燥便秘之证投麻子仁丸润肠通腑取效的报道并不鲜见，可供研究者参考。清代著名医家程钟龄在总结历代医家有关三消分治论述的基础上，将这一理论加以系统整理，其在《医学心悟·三消》提出："三消之证，皆燥热结聚也。大法，治上消者，宜润其肺，兼清其胃；治中消者，宜清其胃，兼滋其肾；治下消者，宜滋其肾，兼补其肺。夫上消清胃者，使胃火不得伤肺也；中消滋肾者，使相火不得攻胃也；下消清肺者，滋上源以生水也。三消之治，不必专执本法而滋其化源则病易痊矣"。这一理论可谓深得消渴治则之要旨，系三消分治之总纲，为后世从三消分治消渴奠定了坚实的理论基础。

(2)新久异治:所谓新久异治是指古代医家根据消渴发展的不同阶段,不同病理机制及相应的证候特点而采取分阶段治疗的法则。如明代李梴《医学入门·消渴》谓:"治消渴初宜养肺降心,久则滋肾养脾。盖本在肾,标在肺,肾暖则气上升而肺润,肾冷则气不升而肺焦。"明代医家方隅根据消渴初起多实,久病多虚,初起多用清法,日久多用补法的特点,在《医林绳墨·消渴》中提出:"消渴初起,用人参白虎汤,久而生脉饮;中消初发,调胃承气汤,久则参苓白术散;肾消初起,清心莲子饮,久则六味地黄丸。"上述论点在今日临床上具有较强的指导意义。

(3)补肾治本:古代部分医家认为,消渴虽有上、中、下三消之分,肺燥、胃热、肾虚之别,但关键在于肾虚,因此强调补肾治本。东汉张仲景开补肾治疗消渴之先河,在《金匮要略·消渴小便利淋病脉证并治》中说:"男子消渴,小便反多,以饮一斗,小便一斗,肾气丸主之。"张介宾《景岳全书·杂证谟·三消》则云:"凡治消之法,最当先辨虚实,若察其脉证,果为实火致耗津液者,但去其火则津液自生,而消渴自止;若由真水不足,则系属阴虚,无论上中下,急宜治肾,必使阴气渐生,精血渐复,则病必自愈。若但知清火,则阴无以生,而日渐消败,益以困矣。"明代医家赵献可在《医贯·消渴论》中指出:"治消之法,无分上中下,先治肾为急……滋其肾水则渴自止矣。"清代陈士铎《石室秘录·消渴》也云:"消渴之证,虽分上中下,而肾虚以致渴则无不同也。故治消渴之法,以治肾为主,不必问其上中下三消也。"

(4)滋阴清热:基于对消渴阴虚燥热病机认识,滋阴清热一直是古今医家辨治消渴的总则。东汉张仲景在《金匮要略》中也以阴虚燥热立论,认为胃热是消渴的基本病机,创白虎汤、白虎加人参汤等治疗方剂,至今仍有效的指导着临床实践。如唐代《备急千金要方·消渴》,载云:"夫内消之为病,当由热中所作也。"在治疗上收载治疗消渴的方剂 52 首,其中用药以天花粉、麦冬、黄连、地黄等清热滋阴生津之品为多。金元时期的刘河间、张子和等发展了三消理论,提倡三消燥热学说,主张治三消当以清热泻火,养阴生津为要。如刘河间的《三消论》认为治疗消渴应"补肾水阴寒之虚,而泻心火阳热之实,除肠胃燥热之甚,济人身津液之衰"。推崇白虎汤,承气诸方,用药多偏寒凉。《医学心悟·三消》提出:"治上消者,宜润其肺,兼清其胃;治中消者,宜清其胃,兼滋其肾;治下消者,宜滋其肾,兼补其肺。夫上消清胃者,使胃火不得伤肺也;中消滋肾者,使相火不得攻胃也;下消清肺者,滋上源以生水也。"基本概括了滋阴清热的治疗方法。

(5)健脾益气:古代医家针对脾气虚弱所致之消渴则提出了健脾益气之法。

如张洁古在《医学启源》中指出:"白术散,治诸烦渴津液内耗,不问阴阳,服之止渴生津液。"明代赵献可《医贯·消渴论》,也云:"脾胃既虚,则不能敷布其津液,故渴。……唯七味白术散,人参生脉散之类,才是治法。"李梴在《医学入门·消渴》中指出:"治渴初宜养肺降心,久则滋肾养脾。……养脾则津液自生,参苓白术是也。"周慎斋治消渴则强调以调养脾胃为主,重用参苓白术散。清代医家张锡纯认为消渴"因中焦膵病,而累及于脾也"。治疗上重用黄芪、怀山药、鸡内金、猪胰等益气健脾之品。自拟玉液汤、滋膵饮治疗消渴多获效。

(6)疏肝化痰:古代医家针对肝郁气滞、痰湿内阻所导致的消渴提出了疏肝化痰治法。如刘河间《三消论》提出:"治上消、膈消而不欲多食,小便清利,宜小柴胡汤"。清代医家费伯雄则认为痰邪与消渴的发病有密切关系,因此强调用化痰法治疗消渴,其在书中指出:"上消者,肺病也,当于大队清润中,佐以渗湿化痰之品……中消者,胃病也……宜清阳明之热,润燥化痰"。

(7)活血化瘀:唐容川在《血证论》中提出了瘀血致渴的病机及活血化瘀的治法,"瘀血在里则口渴,所以然者血与气本不相离,内有瘀血,故气不得通,不能载水津上升,是以为渴,名曰血渴,瘀血去则不渴矣"。古代医家基于血瘀致渴的病机制论将活血化瘀药物应用于消渴的治疗,如《王旭高医案》就记载了运用大黄䗪虫丸治疗消渴的案例。至今随着糖尿病之瘀血研究的不断深入,活血化瘀法已广泛运用于糖尿病及血管神经并发症的防治。

从历代医家有关论述可知,消渴治则治法是在辨证论治基础上确立的,每种法则又各有其一定的适应范围,因此在运用这些法则时必须善于从复杂多变的疾病现象中抓住本质,治病求本;或根据病变部位的不同三消分异;或根据疾病发展的不同阶段新久异治;或根据邪正斗争所产生的虚实变化扶正祛邪。只有这样,在临床上才能取得满意疗效。

**4.方药方剂**

在长期医疗实践中,积累了极为丰富的防治糖尿病及慢性并发症的宝贵经验,其中药物疗法内容最为丰富,在中国历代医籍中有关治疗消渴及并发症的方药(包括复方、单方、验方、汤剂、散剂、丸剂等)十分繁多。如唐代《备急千金要方》,载有治疗消渴的处方 55 首,药物 110 种;《外台秘要》,载方 86 首,药物119 种;宋代《太平圣惠方》,载有治疗三消的处方 177 个,药物 172 种;《圣济总录》,载有三消的处方196 个,药物 192 种;明代《普济方》,集明之大成,记载三消的处方 697 个,药物达 4198 种。清代《古今图书集成医部全录·渴门》,载治疗消渴的复方95 首,单方 135 首。其中最常用的药物有一百余种。如常用益气药:人参、黄芪、西洋参、党参、怀山药等;常用滋阴生津药:生地黄、熟地、玄参、麦冬、天门冬、葛根、天花粉、五味子、白芍药、乌梅、沙参、芦根、梨汁、知母、枸杞、山萸肉、桑椹、蚕茧、玉竹、黄精等;常用的清热药:生石膏、知母、黄连、黄柏、黄芩、栀子、桑白皮、地骨皮、薏苡仁等。

5.其他疗法

(1)针灸疗法:关于针灸治疗消渴在中国已有久远的历史。《史记·扁鹊仓公列传》,记载了最早的消渴灸治病例。晋代《针灸甲乙经》详细记载了消渴的针灸穴位。如"消渴身热,面目黄,意舍主之,消渴嗜饮,承浆主之;消渴,腕骨主之,黄瘅热中喜饮,太冲主之;消瘅善饥,气走喉咽而不能言,大便难……口中热,唾如胶,太溪主之;热中,消谷善饥……,足三里主之。"唐代《备急千金要方》,将《针灸甲乙经》,中6个治疗消渴的穴位增至35个,将《针灸甲乙经》中的循5经取穴扩大到循8经取穴,并对奇穴作了补充。如"消渴咽喉干,灸胸膛五十壮,又灸足太阳五十壮。""消渴小便数,灸两手小指头及足两小趾头,并灸项椎佳。"且以"曲泉、阴谷、阳陵泉、复留此诸穴断小行最佳,不损阳气,亦止遗溺也"。其他穴位还有阳池、阴市、中封、然谷、太白、大都、跌阳、行间、大敦、隐白、涌泉、水道、肾俞、胃脘下俞、小肠俞、手厥阴、足厥阴等。宋代《针灸资生经》,又增添8个治疗消渴的新穴:商丘、关冲、曲池、劳宫、中膂俞、兑端、水沟、阳纲。明代《晋济方》,搜集了明以前针灸治疗消渴的处方,辨证取穴18种,穴位总计44个,其他如《针灸大成》《针灸大全》《针灸聚英》《神应论》等针灸医籍新增的穴位有少商、曲泽、金津、玉液、列缺、中脘、照海、廉泉等。清代《针灸集成》,则更强调针灸治疗消渴应分型论治,辨证取穴。如"消渴饮水,取人中、兑端、隐白、承浆、然谷、神门、内关、三焦俞;肾虚消渴,取然谷、肾俞,腰俞、中膂俞……灸三壮;食渴取中脘、胃俞、三焦俞、太渊、列缺,针皆泻"。

同时,孙思邈还强调消渴宜早期采用针灸治疗,若本病迁延,易合并皮肤感染,则不易采用灸刺。"凡消渴经百日以上者,不得灸刺,灸刺则于疮上漏脓水不歇,遂成痈疽,羸瘦而死。亦忌有所误伤,但作针许大疮。所饮之水。皆于疮中交成脓水而出,若水出不止者必死,慎之慎之。初得患者,可如方灸刺之。"

(2)气功疗法:在《黄帝内经》中就有用导引、行气、按摩治疗疾病的记载。《素问·遗篇刺法论》载"寅时面向南,净神不乱思,闭气不息七遍"的练功方法。晋代名医葛洪专论吐纳导引的理论和方法,提出以呼吸吐纳"行气",可"内以养身""外以却邪"。隋朝医家巢元方则提出消渴气功宣导法"解衣恢卧,伸腰膊少腹,五息止,引肾去消渴"。唐《外台秘要》记载:"法云:解衣偃卧,伸腰膊少腹,五息止,引肾,去消渴,利阴阳。解衣者使无呈碍,俟卧者无外想使气易行,伸腰者使肾无逼蹙,膜者大努使气满,少腹者,摄腹牵气使五息即止之,引肾者,引水来咽喉,润上部,去消渴枯槁病,利阴阳者,饶气力也。"清代《古今图书集成医部全录·渴门》,收集了治疗消渴的5种导引方法。

（3）饮食疗法:中医学最早提出了消渴的饮食疗法。如孙思邈在《备急千金要方》中提出消渴首先应"以食治之,食疗不愈,然后命药",强调了饮食疗法的重要性,另外还提出了消渴人应控制米面咸食和水果,比过去误认为最先用饮食控制方法治疗糖尿病的 JohnRollo 约早千余年。消渴"其所慎有三:一饮酒,二房室,三咸食及面,能慎此者,虽不服药而自可无他,不知此者,纵有金丹,亦不可救,深思慎之"。另外,唐代《外台秘要》:"此病特慎麝鹿肉,须慎酒炙肉咸物……忌热面并干脯一切热肉粳米饭李子等。"而且对饮食控制疗法的实施,提出了具体要求,主张"食欲得少而数,不欲顿而多",即少食多餐。

（4）体育疗法:隋朝巢元方在《诸病源候论》中指出:消渴人应"先行一百二十步,多者千步,然后食之"。这比过去误认为最先用体力活动治疗糖尿病的 TohnBrown 要早千余年。另外,唐《外台秘要》也强调消渴患者宜食后"即须行步",不宜"饮食便卧,终日久坐",还主张患者作适当的体力劳动,"人欲小劳,但莫劳疲极也"。

（5）心理疗法:对消渴人来说,几乎不同程度的都存在着焦虑、忧郁、烦恼、失望和沮丧的不良情绪,不利于疾病的康复。因此通过语言疏导,移精变气,琴棋书画,旅游观光,意念联想等心理调整方法,使患者摆脱不良情绪的困扰,创造坦然开朗之心境,以利疾病的康复。清代叶天士治疗一消渴患者时,认为应使注意力特移至栽花种竹等园艺之作,服药才可奏效。就运用了心理疗法。

6.有关并发症的论述

古代医家有关消渴变证的论述较多,归纳起来常见以下几种。

（1）痈疽:消渴之病,燥热内盛,耗伤津液,水谷精微随尿流失,津枯液涸,经脉涩滞,营卫失调,气血不畅,热毒滞留,遂发痈疽。消渴源不除,则热毒生之不断,此起彼伏,久治不愈。正如唐代孙思邈《备急千金要方·消渴》所言:"消渴之人,愈与未愈,常须思虑有大痈。"隋代巢元方《诸病源候论·消渴候》在论述其发病机制时认为:"以其内热小便利故也,小便利则津液竭,津液竭则经络涩,经络涩则荣卫不行,则由热气留滞,故成痈疽。"《圣济总录》记载:"能食而渴者必发脑痈、背痈。"明代马兆圣则认为消渴并发痈疽之机制为阴虚阳盛,水火不能相济或火性炎上,留于分肉所致,其在《医林正印·三消》曰:"三消者,乃阴虚阳盛之症,水火不能相济也……或虚火盛炎,留于分肉,则发痈疽,此又病深而痘之变也"。

(2)水肿:消渴日久,阴损及阳,或过用寒凉,伤阳损气,致水气既不得蒸腾于上,又不能下输膀胱,必潴留于内,泛溢周身肌肤,则出现水肿。宋代《圣济总录·消渴门》谓:"此久不愈,能为水肿痈疽之病""土气弱不能制水,消渴饮水过度,脾土受湿而不能有所制,则泛溢妄行于皮肤肌肉之间,聚为水肿胀满,而成水也"。金代刘完素则从火热论之,其在《三消论》中谓:"夫消渴者……热甚而膀胱怫郁,不能渗泄,水液妄行而上肿也",从而补充了前贤之未备。

(3)目盲、耳聋:消渴日久,伤精耗血,致肝肾两亏。肝开窍于目,肾开窍于耳,精血不能上承于头面以濡养耳目,耳目失养,故成目盲、耳聋等病证。金代刘完素《三消论》曰:"夫消渴者,多变聋盲目疾、疮癣痤痱之类,皆肠胃燥热怫郁,水液不能浸润于周身故也。"明代戴元礼更加明确提出精血亏虚是发生本病的主要病机,其在《证治要诀·消渴》谓:"三消久之,精血既亏,或目无所见,或手足偏废如风疾"。本病之临床表现虽有在目、在耳之别,但其病变机制则一,故临床上常将两者归属一类病证加以讨论。

(4)肺痿、痨嗽:消渴患者常因燥热偏盛,熏灼于肺,耗伤肺津出现阴虚肺热之咳嗽、痰中带血、潮热、盗汗等痨嗽之证。若久嗽不愈则可发生肺痿,故《金匮要略》曰"肺痿之病,从何得之,或从汗出,或从呕吐,或从消渴,小便利数……重亡津液,故得之"。金代刘完素在《三消论》中亦有消渴可并发"肺痿痨嗽""蒸热虚汗"之记载。

(5)中风:《内经》最早提出形体肥胖,过食膏粱厚味是消渴并发中风之重要因素,《素问·通评虚实论》曰:"消瘅仆击,偏枯……肥贵人则膏粱之疾也"。明代医家戴元礼则认为消渴日久,精血亏虚,筋脉失养是本病之另一重要病机,其在《证治要诀·三消》谓:"三消久之,精血既亏……或手足偏废如风疾。"

(6)痿病:消渴日久伤精耗血,肝肾阴虚,气血亏虚,不能濡养肌肉筋骨,故肢体麻木、疼痛、痹证、痿证。元代《丹溪心法-消渴》曰:"热伏于下,肾虚受之,腿膝枯细,骨节酸疼。"《普济方》记载了消渴日久可见"四肢痿弱无力""手足烦疼"。《续名医类案》也有消渴日久出现"足膝痿弱,寸步艰难"的记载。《王旭高医案》记载了消渴出现"手足麻木"的病例。清代汪蕴谷也认为肾阴亏虚是发生本病的主要病机,其在《杂证会心录》谓:"消渴一证,责在于下,肾水亏虚,则尤火无所留恋……若火灼在下,耳轮焦而面黑,身半以下,肌肉尽削。"

(7)心痛:《伤寒论·辨厥阴病脉证并治》记载"厥阴之为病,消渴,气上撞心,心中疼热,饥而不欲食"。隋代《诸病源候论·消渴候》还记载了"消渴,心中疼"。

(8)泄泻:清代吴谦等在《医宗金鉴·消渴》则论述了消渴并发泄泻之机制,"三消,饮水多不能食。……湿多苔白滑者,病之则传变水肿泄泻"。

(9)阳痿:阳痿古称阴痿。如《素问·阴阳应象大论》云:"年六十,阴痿,气大衰。"明代张介宾在《类经》中释曰:"阴痿,阳不举也",指出阴痿即是阳痿。有关消渴合并阳痿古医籍中曾有记载,如金代李杲《兰室秘藏》中就有消渴人"四肢痿弱,前阴如冰"的记载,明代赵献可在《医贯》中有消渴人"或为白浊阴痿"的记载。

(10)脱疽:《卫生宝鉴》有"足膝发恶疮,至死不救""足趾患疽,若黑若紫不治"等记载。《续名医类案》有消渴"脚背发疽"及"足黑腐而死""足大指患疽,色紫"等类似糖尿病足的记载。

(11)口腔并发症:许多古籍文献中有消渴并发齿痛、齿摇、齿落、口舌生疮等口腔并发症的记载。如《先醒斋医学广笔记》记载消渴患者"骤发齿痛""满口痛不可忍,齿俱动摇矣""口舌生疮或牙龈溃蚀,咽喉作痛""舌本上腭腐碎"。

(12)急性并发症:《张氏医通》还记载了急性并发症,如消渴出现的"烦热烦渴""头痛""呕吐""昏昏嗜卧"的症状类似糖尿病酮症酸中毒及糖尿病昏迷前期的症状。

# 第二节 肥 胖

肥胖是指以体内膏脂堆积过多,体重异常增加为主要临床表现的一种病证,常伴有头晕乏力、神疲懒言、少动气短等症。

肥胖病早在《黄帝内经》中就有记载,《素问·阴阳应象大论》有"肥贵人"及"年五十,体重,耳目不聪明"的描述。《灵枢·逆顺肥瘦》记载了"广肩腋项,肉薄厚皮而黑色,唇临临然,其血黑以浊,其气涩以迟"的证候。

《素问·奇病论》中认为本病的病因是"喜食甘美而多肥"。《灵枢·卫气失常》将肥胖病分为"有肥,有膏,有肉"三种证型。

在此基础上,后世医家认识到肥胖的病机还与气虚、痰湿、七情及地理环境等因素有关。如《景岳全书·杂证谟·非风》认为肥人多气虚,《丹溪心法》《医门法律》则认为肥人多痰湿。

在治疗方面,《丹溪心法·中湿》认为肥胖应从湿热及气虚两方面论治。《石至秘求·肥治法》认为治疾须制气兼消痰，并补命火，使气足而痰消。此外，前人还认识到肥胖与消渴、仆击、偏枯、痿厥、气满发逆等多种疾病有关。《女科切要》中指出："肥白妇人，经闭而不通者，必是痰湿与脂膜壅塞之故也。"

现代医学的单纯性（体质性）肥胖病、继发性肥胖病（如继发于下丘脑及垂体病、胰岛病及甲状腺功能低下等的肥胖病），可参考本节进行辨证论治。

## 一、病因病机

肥胖多由年老体弱、过食肥甘、缺乏运动、先天禀赋等病因，导致气虚阳衰、痰湿瘀滞形成。

### （一）年老体弱

中年以后，阴气自半，脏气功能减退；或过食肥甘，脾之运化不及，聚湿生痰；或脾虚失治，阳气衰弱，久之损及肾阳，而致脾肾阳虚，脾虚不能运化水湿，肾虚不能化气行水，水湿痰浊内停，浸淫肌肤而成肥胖。

### （二）饮食不节

饮食不节，或暴饮暴食，或饥饱失常，损伤脾胃，中焦失运，积热内滞；或嗜食辛辣煎炸之品，助阳助火，心肝火旺，横犯中土，胃热偏盛则食欲亢进，脾失健运则水湿不化；或喜食肥甘厚腻，困遏脾气，湿聚成痰，留滞机体而成肥胖。或妇女孕期产后，脾气不足，过食鱼肉，营养过剩，加之活动减少，运化不及，食物难消，水湿停积，脂膏内生，留滞肌肤，亦容易发生肥胖。

### （三）运动缺乏

喜卧好坐，缺乏运动，气血运行不畅，脾胃呆滞，运化失常，不能布散水谷精微及运化水湿，致使湿浊内生，蕴酿成痰，化为膏脂，聚于肌肤、脏腑、经络而致肥胖证候。

### （四）先天禀赋

禀赋不同，体质有异。若阳热体质，胃热偏盛者，食欲亢进，食量过大，脾胃运化不及，易致痰湿膏脂堆积，而成肥胖。

此外，肥胖的发生与性别、地理环境等因素都有关，由于女性活动量少于男性，故女性肥胖者较男性为多。

肥胖之病位主要在脾与肌肉，而与心、肺、肝、肾有关。肾虚不能化气行水，易酿水湿痰浊；心肺功能失调，肝失疏泄，亦每致痰湿瘀滞。病机总属气虚阳衰，痰湿偏盛，膏脂内停。

肥胖之病性属本虚标实之候。本虚多为脾肾气虚,标实为痰湿膏脂内停,临床常有偏于本虚及标实之不同。虚实之间常可发生转化,如食欲亢进,过食肥甘,湿浊积聚体内,化为膏脂,形成肥胖,但长期饮食不节,可损伤脾胃,致脾虚不运,甚至脾病及肾,导致脾肾两虚,从而由实转虚;而脾虚日久,运化失司,湿浊内生,或土壅木郁,肝失疏泄,气滞血瘀,或脾病及肾,肾阳虚衰,不能化气行水,而致水湿内停,泛溢于肌肤,阻滞于经络,使肥胖加重,从而由虚转实或呈虚实夹杂之证。

## 二、诊断

### (一)症状

体重超出标准体重{标准体重(kg)＝[身高(cm)－100]×0.9}(Broca 标准体重)20%以上,或体质指数[体质指数＝体重(kg)/身高(m)$^2$](正常为 18.5～23.9)超过 24 为超重,≥28 为肥胖。排除肌肉发达或水分潴留因素,即可诊断为本病。男性腰围≥90 cm,女性腰围≥85 cm 为腹部肥胖标准。轻度肥胖仅体重增加 20%～30%,常无自觉症状。中重度肥胖常见伴随症状,如神疲乏力,少气懒言,气短气喘,腹大胀满等。

### (二)检查

肥胖患者一般应做相关检查,如:身高、体重、血压;血脂;空腹血糖、葡萄糖耐量试验、血清胰岛素、皮质醇;抗利尿激素;雌二醇、睾酮、黄体生成素;心电图、心功能、眼底及微循环;以及 $T_3$、$T_4$、TSH、头颅 X 线摄片或头颅、双肾上腺 CT 扫描等测定,以排除内分泌功能异常引起肥胖的可能性。

### (三)世界卫生组织的肥胖诊断标准

世界卫生组织(WHO)最近制定了新的肥胖诊断标准,新的肥胖症诊断标准把体质指数(BMI)为 25 以上者定为肥胖。内脏脂肪型肥胖的诊断标准是,经 CT 检查内脏脂肪面积达100 cm$^2$ 以上者。

WHO 规定,BMI 把体重划为 6 类,BMI<18.5、18.5～25.5、25.5～30、30～35、35～40、≥40,分别定为低体重、普通体重、肥胖 1、2、3、4 度。

肥胖症的诊断,首先 BMI 达 25 以上,如合并有与肥胖有关联的健康障碍10 项(2 型糖尿病、脂质代谢异常、高血压、高尿酸血症、冠心病、脑梗死、睡眠呼吸暂停综合征、脂肪肝、变形性关节炎、月经异常)中的 1 项以上,即可诊断为肥胖症。

作为预测合并危险因子的指标,已明确用腰围做指标。WHO 的标准是因肥胖而伴有危险因子增加者,男性为 94 cm,女性为 80 cm 以上。

### 三、鉴别诊断

#### (一)水肿

水肿严重时,体重亦增加,也可出现肥胖的伴随症状,但水肿以颜面及四肢水肿为主,严重者可出现腹部胀满,甚至全身皆肿,与本病症状有别。水肿经治疗病理性水湿排出体外后,体重可迅速减轻,降至正常,而肥胖患者体重减轻则相对较缓。

#### (二)黄胖

黄胖由肠道寄生虫与食积所致,以面部黄胖肿大为特征,与肥胖迥然有别。

### 四、辨证

本虚标实为本病之候。本虚有气虚、阳虚之别,标实有痰湿、水湿及瘀血之异,临证当辨明。本病有在脾、在胃、在肾、在肝、在心、肺的不同,临证时需详加辨别。

肥胖病变与脾胃关系最为密切,临床症见身体重着,神疲乏力,腹大胀满,头沉胸闷,痰多者,病变主要在脾。若食欲旺盛,口渴恶心者,病变在胃;症见腰膝酸软疼痛,动则气喘,嗜睡,形寒肢冷,夜尿频多,下肢水肿,病在肾;若心烦善怒,失眠多梦,病在心、肝;症见心悸气短,少气懒言,神疲自汗,病在心、肺。

#### (一)胃热滞脾

证候:多食易饥,形体肥胖,脘腹胀满,面色红润,心烦头昏,嘈杂,得食则缓,舌红苔黄腻,脉弦滑。

分析:胃火亢盛则消谷善饥,多食,嘈杂,得食则缓;食积气滞中焦则脘腹胀满;脾失健运,痰湿内停则形体肥胖;胃火上冲扰心则面色红润,头昏心烦;舌红苔黄腻,脉弦滑为湿热内盛之象。

#### (二)痰湿内盛

证候:形盛体胖,身体重着,肢体困倦,胸膈痞满,痰涎壅盛,头晕目眩,口干而不欲饮,嗜食肥甘厚味,神疲嗜卧,苔白腻或白滑,脉滑。

分析:痰湿内盛,充斥肌肤则形盛体胖,内阻气机则胸膈痞满,痰涎壅盛,上蒙于头则头晕目眩;湿困脾阳,则身体重着,肢体困倦,神疲嗜卧;痰湿中阻,津不输布则口干而不欲饮;苔白腻或白滑,脉滑为痰湿内盛之象。

### (三)脾虚不运

证候:肥胖臃肿,神疲乏力,身体困重,胸腹胀闷,四肢轻度水肿,晨轻暮重,劳累后明显,饮食如常或减少,既往多有暴饮暴食史,小便不利,大便秘结或溏薄,舌淡胖,边有齿印,苔薄白或白腻,脉濡细。

分析:脾气虚弱,运化失健,水湿流溢肌肤,则肥胖臃肿,四肢轻度水肿,晨轻暮重;气虚则神疲乏力,劳则耗气,则诸症劳累后明显;湿困中焦则身体困重,胸腹胀闷;津液不布则饮食偏少,便秘;水湿趋下则小便不利,便溏;舌淡胖,边有齿印,苔薄白或白腻,脉濡细为气虚湿盛之象。

### (四)脾肾阳虚

证候:形体肥胖,颜面水肿,神疲嗜卧,气短乏力,腹胀便溏,气喘自汗,动则更甚,形寒肢冷,下肢水肿,小便昼少夜频,舌淡胖,苔薄白,脉沉细。

分析:脾肾阳虚,不能化气行水,水液泛溢肌肤则形体肥胖,颜面水肿,下肢水肿;阳气不足则神疲嗜卧,气短乏力;肾阳不能温煦脾阳,水谷不化则腹胀便溏;肾不纳气则自汗气喘,动则更甚;阳虚肢体失温则形寒肢冷;肾阳虚弱则小便昼少夜频;舌淡胖,苔薄白,脉沉细为阳虚之象。

## 五、治疗

肥胖具有本虚标实的特点,治疗当以补虚泻实为原则。补虚常用健脾益气;脾病及肾,结合益气补肾。泻实常用祛湿化痰,结合行气、利水、通腑、消导、化瘀等法,以祛除体内病理性痰浊、水湿、膏脂、瘀血等。其中祛湿化痰法是治疗肥胖的最常用的方法,贯穿于肥胖治疗过程的始终。

### (一)中药治疗

1.胃热滞脾

治法:清泻胃火,佐以消导。

处方:小承气汤合保和丸加减。

前方通腑泄热,行气散结,用于胃肠积热,热邪伤津而见肠有燥屎者;后方重在消食导滞,用于食积于胃而见胃气不和者。两方合用,有清热泻火、消食导滞之功,使胃热除,脾湿化,水谷精微运化归于正化。

方中大黄泻热通腑;连翘、黄连清泻胃火;枳实、厚朴行气散结;山楂、神曲、莱菔子消食导滞;陈皮、半夏理气和胃化痰;茯苓健脾利湿。

若肝胃郁热,症见胸胁苦满,急躁易怒,口苦舌燥,腹胀纳呆,月经不调,脉弦,可加柴胡、黄芩、栀子;肝火旺致便秘者,加更衣丸,食积化热,形成湿热,内阻肠胃,而致脘腹胀满,大便秘结,或泄泻,小便短赤,苔黄腻,脉沉有力,可用枳实导滞丸或木香槟榔丸;湿热郁于肝胆,可用龙胆泻肝汤;风火积滞壅积肠胃,表里俱实者,可用防风通圣散。

2.痰湿内盛

治法:燥湿化痰,理气消痞。

处方:导痰汤加减。

方中半夏、制南星、生姜燥湿化痰和胃;枳实、橘红理气化痰;冬瓜皮、泽泻淡渗利湿;决明子润肠通便;莱菔子消食化痰;白术、茯苓健脾化湿;甘草调和诸药。

若湿邪偏盛者,可加苍术、薏苡仁、防己、赤小豆、车前子;痰湿化热,症见心烦少寐,食少便秘,舌红苔黄,脉滑数,可酌加竹茹、浙贝母、黄连、黄芩、瓜蒌仁等,并以胆南星易制南星;痰湿郁久,壅阻气机,以致痰瘀交阻,伴见舌暗或有瘀斑者,可酌加当归、赤芍、川芎、桃仁、红花、泽兰、丹参等。

3.脾虚不运

治法:健脾益气,渗湿利水。

处方:参苓白术散合防己黄芪汤加减。

前方健脾益气渗湿,适用于脾虚不运之肥胖;后方益气健脾利水,适用于气虚水停之肥胖。两方相合,健脾益气作用加强,以助恢复脾的运化功能,杜生湿之源,同时应用渗湿利水之品,祛除水湿以减肥。

方中黄芪、党参、白术、茯苓、大枣健脾益气;桔梗性上浮,兼补益肺气;山药、扁豆、薏苡仁、莲子肉健脾渗湿;陈皮、砂仁理气化滞,醒脾和胃;防己、猪苓、泽泻、车前子利水渗湿。

若脾虚湿盛,肢体肿胀明显者,加大腹皮、桑白皮、木瓜,或加五皮饮;腹胀便溏者,加厚朴、陈皮、广木香以理气消胀;腹中畏寒者,加干姜、肉桂等以温中散寒。

4.脾肾阳虚

治法:温补脾肾,利水化饮。

处方:真武汤合苓桂术甘汤加减。

前方温肾助阳,化气行水,适用于肾阳虚衰,水气内停之肥胖;后方健脾利湿,温阳化饮,适用于脾虚湿聚饮停之肥胖。两方合用,共奏温补脾肾,利水化饮之功。

方中附子、桂枝温补脾肾之阳,助阳化气;茯苓、白术健脾利水化饮;白芍敛阴;甘草和中;生姜温阳散寒。

若气虚明显,伴见气短,自汗者,加人参、黄芪;水湿内停明显,症见尿少水肿,加五苓散,或泽泻、猪苓、大腹皮;若见形寒肢冷者,加补骨脂、仙茅、淫羊藿、益智仁,并重用肉桂、附子以温肾祛寒。

临床本型肥胖多兼见并发症,如胸痹、消渴、眩晕等,遣方用药时亦可参照相关疾病辨证施治。

**(二)针灸治疗**

**1.基本处方**

中脘、曲池、天枢、上巨虚、大横、丰隆、阴陵泉、支沟、内庭。

中脘乃胃募、腑会,曲池为手阳明大肠经的合穴,天枢为大肠的募穴,上巨虚为大肠的下合穴,四穴合用可通利肠腑,降浊消脂;大横健脾助运;丰隆、阴陵泉分利水湿、蠲化痰浊;支沟疏调三焦;内庭清泻胃腑。

**2.加减运用**

(1)胃热滞脾证:加合谷、太白以清泻胃肠、运脾化滞。诸穴针用泻法。

(2)痰湿内盛证:加水分、下巨虚以利湿化痰。诸穴针用平补平泻法。

(3)脾虚不运证:加脾俞、足三里以健脾助运,针用补法,或加灸法。余穴针用平补平泻法。

(4)脾肾阳虚证:加肾俞、关元以益肾培元,针用补法,或加灸法。余穴针用平补平泻法。

(5)少气懒言:加太白、气海以补中益气。诸穴针用平补平泻法。

(6)心悸:加神门、心俞以宁心安神。诸穴针用平补平泻法。

(7)胸闷:加膻中、内关以宽胸理气。诸穴针用平补平泻法。

(8)嗜睡:加照海、申脉以调理阴阳。诸穴针用平补平泻法。

**3.其他**

(1)皮肤针疗法:按基本处方及加减选穴,或取肥胖局部穴位,用皮肤针叩刺。实证重力叩刺,以皮肤渗血为度;虚证中等力度刺激,以皮肤潮红为度。2天1次。

(2)耳针疗法:取口、胃、脾、肺、肾、三焦、饥点、内分泌、皮质下等穴。每次选3~5穴。毫针浅刺,中强刺激,留针30分钟,每天或隔天1次;或用埋针法、药丸贴压法,留置和更换时间视季节而定,其间嘱患者餐前或有饥饿感时,自行按压穴位2~3分钟,以增强刺激。

(3)电针疗法:按针灸主方及加减选穴,针刺得气后接电针治疗仪,用疏密波强刺激 25～35 分钟。2 天 1 次。

### 六、预防及护理

在药物治疗的同时,积极进行饮食调摄,饮食宜清淡,忌肥甘醇酒厚味,多食蔬菜、水果等富含纤维、维生素的食物,适当补充蛋白质,宜低糖、低脂、低盐,养成良好的饮食习惯,忌多食、暴饮暴食,忌食零食,必要时有针对性地配合药膳疗法。

适当参加体育锻炼或体力劳动,如根据情况可选择散步、快走、慢跑、骑车、爬楼、拳击等,也可做适当的家务等体力劳动。运动不可太过,以防难以耐受,贵在持之以恒,一般勿中途中断。

减肥须循序渐进,使体重逐渐减轻接近或达到正常体重,而不宜骤减,以免损伤正气,降低体力。

# 第三节 汗 证

汗证是指人体阴阳失调,营卫不和,腠理不固引起汗液外泄失常的一类病证。根据汗出的临床表现,可分为自汗、盗汗、脱汗、战汗、黄汗五种。

早在《黄帝内经》中就有对汗的生理和病机的精辟论述,《素问·宣明五气篇》载"心为汗",《素问·阴阳别论篇》载"阳加于阴谓之汗",明确指出汗为心液,为心所主,是阳气蒸化阴液而形成。《灵枢·五癃津液别》曰:"天暑衣厚则腠理开,故汗出……天寒则腠理闭,气湿不行,水下留于膀胱,则为溺与气。"《素问·经脉别论》曰:"故饮食饱甚,汗出于胃;惊而夺精,汗出于心;持重远行,汗出于肾;疾走恐惧,汗出于肝;摇体劳苦,汗出于脾。"均阐明了出汗与外界环境的关系,及汗证与脏腑的关系。

在病机上《灵枢·经脉》曰:"六阳气绝,则阴与阳相离,离则腠理发泄,绝汗乃出。"这些论述为后世认识和治疗汗证奠定了理论基础。汉代张仲景将外感病汗出的症状分为汗出、自汗出、大汗出、手足濈然汗出、头汗出、额汗出、汗出而喘、盗汗和黄汗等,并根据汗出的性质、程度、部位来推断疾病的病机,判别表、里、寒、热、虚、实的差异,拟定了桂枝汤、白虎汤、承气汤、茵陈蒿汤等,给予对证治疗。有关盗汗,《金匮要略·水气病脉证并治》指出:"食已汗出,又常暮盗汗者,此劳气也。"《金匮要略·血痹虚劳病脉证并治》又指出:"男子平人,脉虚弱细微者,喜盗汗也。"有关战汗,《伤寒论·辨太阳病脉证并治》指出:"太阳病未解,脉阴阳俱实,必先振栗,汗出而解"。有关黄汗,《金匮要略·水气病脉证并治》指出:"黄汗之为病,身体肿,发热汗出而渴,状如风水,汗沾衣,腰髋驰痛,如有物在皮中状,剧者不能食,身疼重,烦躁,小便不利"。以上论述对后世认识和治疗汗证很有启发。前人有自汗属阳虚,盗汗属阴虚之说,系指自汗、盗汗发病的一般规律,但不能概括全部,如《丹溪心法》载:"自汗属气虚、血虚、湿、阳虚、痰""盗汗属血虚、气虚"。《景岳全书·汗证》载:"自汗、盗汗亦各有阴阳之证,不得谓自汗必属阳虚,盗汗必属阴虚也"。"凡伤寒欲解,将汗之时,若是正气内盛,邪不能与之争,汗出自不作战,所谓不战,应知体不虚也。若其人本虚,邪与之争,微者为振,甚者为战,正胜邪则战而汗解也"。《温疫论》对战汗的发生机制,以及病情转归的关系都有一定见解,认为战汗在临床上常作为观察病情变化和预后的一个重要标志。清代王清任《医林改错·血府逐瘀汤所治之症目》曰:"竟有用补气、固表、滋阴、降火,服之不效,而反加重者,不知血瘀亦令人自汗、盗汗,用血府逐瘀汤"。对血瘀导致自汗、盗汗的治疗作了补充。

西医学多种疾病如甲状腺功能亢进、自主神经功能紊乱、更年期综合征、风湿热、结核病、低血糖、虚脱、休克及肝病、黄疸等某些传染病以汗出为主要症状者,均可参考本节进行辨证论治。

## 一、病因病机

本病大多由邪客表虚、营卫不和,肺气亏虚、卫表不固,阳气虚衰、津液失摄,阴虚火旺、虚火烁津,热邪郁蒸、迫津外泄等所致。

### (一)营卫不和

阴阳偏盛、偏衰之体,或表虚之人,猝感风邪,可使营卫不和,卫强营弱,卫外失司,营阴不能内守而汗出。

### (二)肺气亏虚

素体虚弱,病后体虚,或久患咳喘之人,肺气不足,肌表疏松,腠理不固而汗自出。如明代王肯堂《证治准绳·自汗》曰:"或肺气微弱,不能宣行荣卫而津脱者。"

### (三)阳气虚衰

《素问·生气通天论》云:"阳者卫外而为固也。"久病重病,脏气不足,阳气过耗,不能敛阴,卫外不固而汗液外泄,甚则发生大汗亡阳之变。

### (四)虚火扰津

烦劳过度,精神过用,伤血失精,致血虚精亏,或邪热伤阴,阴液不足,虚火内生,心液被扰,不能自藏而外泄作汗,如《素问·评热病论》云:"阴虚者,阳必凑之,故少气时热而汗出也"。

### (五)心血不足

劳心过度,或久病血虚,致心血不足,心失所养,心液不藏而外泄则盗汗。

### (六)热邪郁蒸

风寒入里化热或感受风热、暑热之邪,热淫于内,迫津外泄则大汗出,如《素问·举痛论》载:"炅则腠理开,荣卫通,汗大泄"。或因饮食不节,湿热蕴结,熏蒸肝胆,见汗出色黄等。

综上所述,汗证的病位在卫表肌腠,其发生与肺、心、肾密切相关。病机性质有虚、实两端。由热邪郁蒸,迫津外泄者属实;由肺气亏虚、阳气虚衰、阴虚火旺所致者属虚,因气属阳,血属阴,故此类汗证总由阴阳失衡所导致,或为阴血不足,虚火内生,津液被扰而汗出,或为阳气不足,固摄无权,心液外泄而汗出;至于邪客表虚,营卫不和则为本虚标实之证。古有自汗多阳气虚,盗汗多阴血虚之说,此为常理,但临证每见兼夹错杂,需详加鉴别。

## 二、诊断

(1)不因外界环境影响,在头面、颈胸、四肢、全身出汗超出正常者为诊断的主要依据。

(2)昼日汗出溱溱,动则益甚者为自汗;寐中汗出津津,醒后自止者为盗汗;在外感热病中,全身战栗而汗出为战汗;在病情危重时全身大汗淋漓,汗出如油者为脱汗;汗出色黄,染衣着色者为黄汗。

## 三、相关检查

血沉、抗"O"、血清甲状腺激素和性激素测定、胸部X线摄片、痰培养等,以鉴别风湿热、甲状腺功能亢进、肺结核等疾病引起的汗多。

## 四、鉴别诊断

生理性汗出与病理性汗出,出汗为人体的生理现象,因外界气候、运动、饮食等生活环境等因素影响,稍有出汗,其人并无不适,此属正常现象,应与病理性汗出鉴别。

### 五、辨证要点

#### (一)辨虚实

邪气盛多实,或存表,或在里,或为寒,或为热;正气衰则虚,或气虚,或血虚,或阴虚,或阳虚;正衰邪恋则虚实夹杂。一般来说自汗多属气虚不固,然实证也或有之;盗汗多属阴虚内热,然气虚、阳虚、湿热也间或有之;脱汗多属阳气亏虚,阴不内守,阴极阳竭。黄汗多属感受外邪,湿热内蕴,则为实证。战汗则常发于外感热病,为邪正相争之证以实证为主,若病变重者正不胜邪,则可出现虚实错杂的情况。

#### (二)辨寒热

汗证由热邪迫津外泄或阴虚火旺,心液被扰而失常者属热;由表里阳气虚衰,津液不固外泄为汗者属寒。

### 六、治疗原则

治疗当以虚者补之,脱者固之,实者泄之,热者清之,寒者热之为原则。虚证当根据证候的不同而治以益气、温阳、滋阴、养血、调和营卫;实证当清泄里热、清热利湿、化湿和营;虚实夹杂者,则根据证候的虚实主次而适当兼顾。此外,汗证以腠理不固,津液外泄为基本病变,故可酌加麻黄根、浮小麦、牡蛎等固涩止汗之品。

### 七、分证论治

#### (一)自汗

**1.营卫不和**

主症:汗出恶风,周身酸楚。

兼次症:或微发热,头痛,或失眠,多梦,心悸。

舌脉:苔薄白,脉浮或缓。

分析:营卫失和,腠理不固,故汗出恶风,周身酸楚。如风邪在表者,则兼见头痛,发热,脉浮等。营卫不和,心失所养,心神不宁,则失眠,多梦,心悸,苔薄白,脉缓。

治法:调和营卫。

方药:桂枝汤。本方解肌发表,调和营卫。既可用于风寒表虚证,又可用于体虚营卫不和之证。方中桂枝温经解肌,白芍敛阴和营,桂枝、白芍同用,调和营

卫以使腠理固密,佐生姜、大枣、炙甘草和中,助其调和营卫之功

若气虚明显,加黄芪益气固表;失眠多梦、心悸者,加龙骨、牡蛎,以安神止汗。

2.肺气虚弱

主症:汗出恶风,动则益甚。

兼次症:久病体虚,平时不耐风寒,易于感冒,体倦乏力。

舌脉:苔薄白;脉细弱。

分析:肺主皮毛,病久体虚,伤及肺气,皮毛不固而见汗出畏风,平素易于感冒,动则耗气,气不摄津,故汗出益甚,体倦乏力,脉细弱,苔薄白,均为肺气不足之征。

治法:益气固表。

方药:玉屏风散。本方益气固表止汗,用于肺气虚弱、卫气不固的自汗。方中黄芪补气固表,白术健脾补气以实表,佐防风祛风走表而助黄芪固表之力。

汗多者加麻黄根、浮小麦、五味子、煅牡蛎以止汗敛阴。病久脾胃虚弱者合用四君子汤培土生金。兼中气虚者加补中益气汤补中益气。

3.心肾亏虚

主症:动则心悸汗出,或身寒汗冷。

兼次症:胸闷气短,腰酸腿软,面白唇淡,小便频数而色清,夜尿多。

舌脉:舌质淡,舌体胖润,有齿痕,苔白;脉沉细。

分析:久病重病,耗伤心肾之阳,阳气不足,不能护卫腠理,故见汗出;心失温养则见心悸。身寒,腰酸腿软,面白唇淡,小便频数而色清,夜尿多,舌质淡体胖有齿痕,苔白,脉沉细,均为肾阳亏虚之征。

治法:益气温阳。

方药:芪附汤加味。本方补气温阳,主治气阳不足,虚汗不已之证。方中黄芪益气固表止汗,附子温肾益阳。以振奋卫气生发之源。

乏力甚加人参、白术、大枣补中益气;四肢厥冷加桂枝、肉桂通阳补肾;汗多者加浮小麦、龙骨、牡蛎以止汗敛阴。

4.热郁于内

主症:蒸蒸汗出,或但头汗出,或手足汗出。

兼次症:面赤,发热,气粗口渴,口苦,喜冷饮,胸腹胀闷,烦躁不安,大便干结,或见胁肋胀痛,身目发黄,小便短赤。

舌脉:舌质红,苔黄厚;脉洪大或滑数。

分析:素体阳盛,感邪日久,郁而化热,热淫于内,迫津外泄,故见蒸蒸汗出,面赤气粗;津液被劫,故口渴饮冷,大便干结。舌质红,苔黄,脉洪大滑数,为内有积热之征。若饮食不节,湿热蕴结肝胆,则见胁肋胀痛,身目发黄,小便短赤。

治法:清泄里热。

方药:竹叶石膏汤加减。本方清热养阴,生津止汗,适用于热病伤阴,方中生石膏、竹叶清气分热,人参(可改用沙参)、麦冬滋养阴液。白芍敛阴,甘草和中。里热得清,汗出自止。

宿食在胃者,可用枳实导滞丸消导和胃,佐以泻热。如大便秘结,潮热汗出,脉沉实者,可用增液承气汤,不应,改大承气汤攻下热结。肝胆湿热者,可用龙胆泻肝汤清热利湿。

**(二)盗汗**

1.心血不足

主症:睡则汗出,醒则自止,心悸怔忡,失眠多梦。

兼次症:眩晕健忘,气短神疲,面色少华或萎黄,口唇色淡。

舌脉:舌质淡,苔薄;脉虚或细。

分析:劳心过度,心血耗伤,或久病血虚,心血不足,神不守舍,入睡神气外浮则盗汗;血不养心,故心悸怔忡,失眠多梦;气血不足,故面色不华,气短神疲,眩晕健忘,口唇色淡;舌质淡,苔薄,脉虚或细,均为心血亏虚之征。

治法:补血养心。

方药:归脾汤加减。方中茯神、酸枣仁、龙眼肉、远志养心安神,当归养血补血,人参、黄芪、白术、甘草补脾益气;脾为后天之本,气血生化之源,脾健气旺则血生,化源不绝,心神得养。

若心悸甚者加龙骨、琥珀粉、朱砂以镇惊安神;不寐加柏子仁、合欢皮以养心安神;气虚甚者加生黄芪、浮小麦以固表敛汗。

2.阴虚火旺

主症:寐则汗出,虚烦少寐,五心烦热。

兼次症:久咳虚喘,形体消瘦,两颧发红,午后潮热,女子月经不调,男子梦遗。

舌脉:舌质红少津,少苔;脉细数。

分析:肺痨久咳,或亡血失精,阴血亏虚,虚火内生,寐则阳气入阴,营阴受蒸则外泄,故见夜寐盗汗。阴虚则阳亢,虚火内生,形体消瘦,午后潮热,两颧发红,五心烦热;热扰神明,则虚烦少寐;阴虚火旺,相火妄动,引起女子月经不调,男子遗精。舌质红少津少苔,脉细数,为阴虚火旺之象。

治法:滋阴降火。

方药:当归六黄汤加减。方中当归、生地黄、熟地滋阴养血;黄芩、黄连清心肺之火;黄柏泻相火而坚阴;黄芪益气固表。可加龙骨、牡蛎、糯稻根以敛汗。

骨蒸潮热重者,可合青蒿鳖甲汤滋阴退热。阴虚相火妄动者,可合知柏地黄丸加减应用。

### (三)脱汗

主症:多在病情危重之时,出现大汗淋漓,汗出如油。

兼次症:精神疲惫,四肢厥冷,气短息微。

舌脉:舌萎少津;脉微欲绝,或脉大无力。

分析:急病或重病耗伤正气,阳气暴脱,阳不敛阴,阴阳离决,汗液大泄,故见突然大汗淋漓,汗出如油,精神疲惫,四肢厥冷,声短息微。脉微欲绝或散大无力,舌萎少津为阴阳离决之象。

治法:益气回阳固脱。

方药:参附汤加味。方中重用人参大补元气,益气固脱;附子回阳救逆。可加生黄芪益气止汗。病情危急,用药应功专力宏,积极抢救。亦可静脉滴注黄芪注射液、参麦注射液等急救之品。

若在热病中所见,尚可加麦冬、五味子敛阴止汗。汗多时可加煅龙骨、煅牡蛎、麻黄根等敛汗之品,随症应用。亦可用止汗红粉,绢布包扑之以助止汗。

### (四)战汗

主症:多在急性热病中,突然全身恶寒、战栗,而后汗出。

兼次症:发热口渴,躁扰不宁。

舌脉:舌质红,苔薄黄;脉细数。

分析:热邪客于气分,故见发热口渴,躁扰不宁。正气抗邪外出,正邪交争,故恶寒、战栗。若正能胜邪,则汗出病退,脉静身凉,烦渴自除。舌质红,苔薄黄,脉浮数为邪热在气分之象;脉细示正气已伤。

治法:扶正祛邪。

方药:主要针对原发病进行辨证论治。战栗恶寒而汗出顺利者,一般不需特殊治疗,可适当进食热汤、稀粥之品,予以调养。

若恶寒战栗而无汗者,此属正气亏虚,用人参、生姜煎汤服之,以扶正祛邪;若汗出过多,见精神疲惫,四肢厥冷者,治宜益气回阳固脱,用参附汤、生脉散煎汤频服;若战汗之后,汗出不解,再战再汗病情反复者,若已无表证,里热内结,可用滋阴增液,通便泻热之法,以增液承气汤加减治之。若表证未尽,腑气热闭,应表里同治,以凉膈散加减治之。

（五）黄汗

主症:汗出色黄,染衣着色。

兼次症:或有身目黄染,胁肋胀痛,小便短赤;或有发热、口渴不欲饮,或身体水肿。

舌脉:舌质红,苔黄腻;脉弦滑或滑数。

分析:湿热素盛,感受温热之邪,湿热熏蒸肝胆,胆汁不循常道,随汗液外渍肌肤,故汗出色黄,染衣着色,身目黄染,胁肋胀痛;或感受温热之邪,交阻于肌表,故发热,身体水肿;湿热交阻中焦,故口渴不欲饮;舌质红,苔黄腻,脉弦滑或滑数,皆为湿热之征。

治法:清热化湿。

方药:龙胆泻肝汤加减。本方清肝火,清利湿热,主治肝胆实火,湿热内蕴,用于邪热郁蒸所致的黄汗。方中龙胆草、黄芩、山栀、清泄肝热;泽泻、木通、车前子清热利湿;柴胡、当归、生地黄疏肝滋阴、养血和营;甘草调和诸药,清热解毒。

若热势不甚,小便短赤,身体水肿,予茵陈五苓散清热利水退黄。若湿热未清而气阴已亏者,可用清暑益气汤清热利湿,益气养阴并举。

八、转归与预后

单纯出现的自汗、盗汗,一般预后良好,经过治疗大多可在短期内好转。若伴见于其他疾病过程中出现出汗,往往病情较重,治疗时应着重针对原发疾病,随着原发疾病的好转,出汗才能减轻或消失。由于引起汗证的疾病较多,如结核、感染性疾病、肝胆病及危重病证等引起的汗证,则该病的发展转归决定其预后。

# 第四节 血 证

血证是因热伤血络、气不摄血或瘀血阻络等致血液不循经脉运行,溢于脉外,以口鼻诸窍、前后二阴出血,或肌肤紫斑为主要临床特征的一类病证。血证根据出血部位的不同而有相应的名称:血从齿龈、舌、鼻、眼、耳、肌肤而出者分别称齿衄、舌衄、鼻衄、眼衄、耳衄、肌衄（或紫斑、葡萄疫），统称为衄血；血从肺或气管而来，随咳嗽从口而出者为咳血；血从胃或食管而来，从口中吐出者为吐血或呕血；血从肛门而下者为便血或圊血、清血；血从尿道出者为尿血或溲血、溺血；如口、鼻、眼、耳、皮肤出血和咳血、呕血、便血、尿血并现者为大衄。

早在《内经》即对血溢、血泄、衄血、咳血、呕血、溺血、溲血、便血等出血病证有了记载，对引起出血的原因及部分出血病证的预后有所论述，如《灵枢·百病始生》曰："卒然多食饮，则肠满，起居不节，用力过度则络脉伤。阳络伤则血外溢，血外溢则衄血，阴络伤则血内溢，血内溢则后血"。《素问·大奇论篇》曰："脉至而搏，血衄身热者死"。《金匮要略·惊悸吐衄下血胸满瘀血病证治》记载了泻心汤、柏叶汤、黄土汤等治疗吐血、便血的方剂，至今仍在沿用。隋代《诸病源候论·血病诸候》对各种血证的病因病机有较详细的论述，《千金方》则收载了一些较好的治疗血证的方剂，如犀角地黄汤至今仍被广泛应用。宋代《济生方》认为血证的病因有"大虚损，或饮酒过度，或强食过饱，或饮啖辛热，或忧思恚怒"等，病机上强调"血之妄行也，未有不因热之所发"。《素问玄机原病式》也认为失血主要由热盛所致。金元时期朱丹溪在《平治荟萃·血虚阴难成易亏论》中强调阴虚火旺是导致出血的重要原因。明代《医学正传·血证》率先将各种出血归纳为"血证"。《先醒斋医学广笔记·吐血》则提出了治吐血三要法，即"宜行血不宜止血""宜补肝不宜伐肝""宜降气不宜降火"，一直为后代医家所推崇。《景岳全书·血证》对血证进行了较系统的归纳，提纲挈领地将出血的病机概括为"火盛"及"气伤"两个方面，对临证辨别血证的病因病机有一定的指导意义。清代唐容川《血证论·吐血》在论及血证的治疗时则提出"惟以止血为第一要法；血止之后，其离经而未吐出者，是为瘀血……故以消瘀为第二法；止吐消瘀之后，又恐血再潮动，则需用药安之，故以宁血为第三法……去血既多，阴无有不虚者矣……故又以补虚为收功之法。四者乃通治血证之大纲"。止血、祛瘀、宁血、补虚四法，目前仍对血证的论治具有指导意义。

西医学中呼吸系统疾病如支气管扩张症、肺结核等引起的咳血；消化系统疾病如胃及十二指肠溃疡、肝硬化门脉高压、溃疡性结肠炎等病引起的吐血、便血；泌尿系统疾病如肾小球肾炎、肾结核、肾肿瘤引起的尿血；血液系统疾病如原发性血小板减少性紫癜、过敏性紫癜、白血病及其他出血性疾病引起的皮肤、黏膜和内脏的出血等均可按血证进行辨证论治。

## 一、病因病机

外感六淫、酒食不节、情志过极、劳倦过度以及热病或久病之后等均可引起血液不循经脉运行,溢于脉外而导致血证的发生。

### (一)外感六淫

外感风热燥邪,热伤肺络,迫血上溢而致咳血、鼻衄;湿热之邪,侵及肠道,络伤血溢,从下而泻可致便血;热邪留滞下焦,损伤尿道,络脉受损,导致尿血。正如《临证指南医案·吐血》中指出:"若夫外因起见,阳邪为多,盖犯是证者,阴分先虚,易受天之风热燥火也"。

### (二)酒食不节

饮酒过多或过食辛辣,一则湿热蕴积,损伤胃肠,熏灼血络,化火动血,则衄血、吐血、便血。所以《临证指南医案·吐血》曰:"酒热戕胃之类,皆能助火动血";二则酒食不节,损伤脾胃,脾虚失摄,统血无权,血溢脉外。

### (三)情志过极

七情所伤,五志化火,火热内燔,迫血妄行而致出血。如肝气郁滞,日久化火,木火刑金,损伤肺窍及肺之络脉可致鼻衄和咳血。郁怒伤肝,肝火偏亢,横逆犯胃,胃络受伤,以致吐血。

### (四)劳倦过度

心主神明,神劳伤心;脾主肌肉,身劳伤脾;肾主藏精,房劳伤肾。劳倦过度,可致心、脾、肾之气阴损伤。气虚失摄,或阴虚火旺,迫血妄行均可致血溢脉外而致衄血、吐血、便血、尿血、紫斑。

### (五)久病热病

久病或热病之后,一则可使阴津耗伤,阴虚火旺,火迫血行而至出血;二则由于正气损伤,气虚失摄,血溢脉外而致出血;三则久病入络,瘀血阻滞,血不循经,因而出血。

出血的病因虽然复杂,但其病机变化可以归纳为热伤血络、气不摄血、瘀血阻络三个方面。如《景岳全书·血证》就强调了火热与气虚在本证发病的重要性:"血本阴精,不宜动也,而动则为病;血主营气,不宜损也,而损则为病。盖动者多由于火,火盛则逼血妄行;损者多由于气,气伤则血无以存"。火热之邪又有虚实之分,由外感风热燥邪、湿热蕴积和肝郁化火等而成者属实火;而阴虚导致的火旺则为虚火。气虚又有单纯气虚和气虚及阳而阳气虚衰的不同。瘀血阻络多因久病而致,可因正气虚弱或邪气深入致瘀。在证候上,由火热亢盛、瘀血阻络所致者属实证,而由阴虚火旺及气虚不摄所致者属虚证。在病机变化上,常发生实证向虚证转化。如火热偏亢致出血者，反复发作，阴分必伤，虚火内生；出血既多，气亦不足，气虚阳衰，更难摄血，甚至有气随血脱，亡阳虚脱之虞。因此，在一定情况下，属实的火热之邪引起反复不止的出血，可以导致阴虚和气虚的病机变化；而阴虚和气虚又是导致出血日久不愈和反复发作的病因。如此循环不已，则是造成某些血证缠绵难愈的原因。

**二、诊断**

（1）鼻衄：凡血从鼻腔溢出而不因外伤、倒经所致者，均可诊断为鼻衄。

（2）齿衄：血自牙龈、齿缝间溢出，并可排除外伤所致者，即可诊断为齿衄。

（3）咳血：血由肺或气管而来，经咳嗽而出，或纯红鲜血，间夹泡沫，或痰中带血丝，或痰血相兼，痰中带血。多有慢性咳嗽、喘证或肺痨等肺系疾病病史。

（4）吐血：血从胃或食管而来，随呕吐而出，常夹有食物残渣等胃内容物，血多呈紫红、紫暗色，也可呈鲜红色，大便常色黑如漆或呈暗红色。吐血前多有恶心、胃脘不适、头晕等先兆症状。多有胃痛、嗳气、吞酸、胁痛、黄疸、症积等宿疾。

（5）便血：大便下血可发生在便前或便后，色鲜红、暗红或紫暗，甚至色黑如柏油。多有胃痛、胁痛、积聚、泄泻，痢疾等宿疾。

（6）尿血：小便中混有血液或夹血丝、血块，但尿道不痛。

（7）紫斑：四肢及躯干部出现瘀点或青紫瘀斑，甚至融合成片，压之不褪色，常反复发作。

**三、相关检查**

胸部X线、CT、支气管镜或造影检查，血沉、痰细菌培养、痰抗酸杆菌检查和脱落细胞检查等均有助于咳血的诊断。呕吐物、大便潜血试验、上消化道钡餐造影、纤维胃镜和B超检查等有助于吐血、便血的诊断。尿常规、尿隐血、膀胱镜等检查有助于尿血的诊断。血液分析、血小板计数、出凝血时间、血块退缩时间、凝血酶原时间、束臂试验、骨髓细胞学检查等有助于血液病所致血证的诊断。

**四、鉴别诊断**

**（一）鼻衄**

1.外伤鼻衄

有明确的外伤史，如碰撞或挖鼻等原因而导致鼻衄者，其血多来自外伤一侧的鼻孔，经治疗后一般不再复发，也无全身症状。

2.经行衄血

其发生与月经周期密切相关，一般在经前或经期内出现，也称逆经或倒经。

**（二）齿衄**

舌衄：出血来自舌面、舌边、舌根或舌系带处，有时在舌面上可见针尖样出血点。

**（三）咳血**

1.吐血

咳血与吐血均为血液经口而出的病证，但两者区别明显。

（1）病位不同：咳血的病位在肺与气管，而吐血的病位在胃与食管。

（2）血色不同：咳血之血色鲜红，常伴有泡沫痰液；吐血血色紫暗，常混有食物残渣。

（3）伴随症状不同：咳血之前多伴有喉痒、胸闷之兆，血常随咳嗽而出，一般大便不黑；而呕血常伴胃脘不适、恶心等症状，血随呕吐而出，大便常呈黑色。

（4）旧疾不同：咳血的患者常有咳嗽、肺痨、喘证或心悸等旧疾；而呕血则往往有胃痛、胁痛、黄疸、鼓胀等旧病。

2.肺痈

肺痈初期常可见风热袭于卫表之症状，当病情进展到成痈期和溃脓期时则常有壮热、烦渴、咳嗽、胸痛、咳吐腥臭浊痰，甚至脓血相兼，舌质红、苔黄腻、脉洪数或滑数等症状，而咳血是以痰血相兼，唾液与血液同出的病证，与肺痈截然不同。

**（四）吐血**

1.咳血

见咳血的鉴别诊断。

2.口腔、鼻咽部出血

口腔及鼻咽部出血常为鲜红色或随唾液吐出，血量较少，不夹杂食物残渣。此类出血多因相应的口腔、鼻咽部疾病引起。

**（五）便血**

1.痔疮

出血在便中或便后，色鲜红，常伴肛门疼痛或异物感。肛门或直肠检查可发现内痔或外痔。

2.痢疾

下血为脓血相兼，常伴腹痛、里急后重和肛门灼热感等症状。病初常有发热恶寒等外感表现。

3.便血的自我鉴别

(1)近血:为先血后便的病证,病位在肛门及大肠。

(2)远血:为先便后血的病证,病位在胃及小肠。

(3)肠风:为风热客于肠胃引起,症见便血,血清而鲜者,病属实热。

(4)脏毒:为湿热留滞肠中,伤于血分引起,症见便血,血浊而暗者,病属湿热偏盛。

### (六)尿血

**1.血淋**

尿血与血淋均为血随尿出,血淋伴尿道疼痛,而尿血不伴尿道疼痛。

**2.石淋**

石淋者可先有小便排出不畅,小便时断,腰腹绞痛,痛后排出砂石并出现血尿;尿血不伴腰腹绞痛、小便艰涩,亦无砂石排出。

### (七)紫斑

**1.出疹**

紫斑与出疹均为出现在肌肤的病变,而紫斑中有点状出血者须与出疹相鉴别。一般说来,紫斑隐于皮内,压之不褪色,触之不碍手;而出疹点则高于皮肤,压之褪色,触之碍手。

**2.温病发斑**

紫斑与温病发斑在肌肤上的改变很难区别。但临证上温病发斑发病急骤,常伴高热烦躁、头痛如劈、昏狂谵语、有时抽搐,同时可有鼻衄、齿衄、便血、尿血、舌质红绛等,其传变迅速、病情险恶;而紫斑常有反复发作的慢性病史,但一般无舌质红绛,也无温病传变迅速的特点。

## 五、辨证论治

### (一)辨证要点

**1.辨病位**

同为一种血证,可由不同病变脏腑引起,其病位是不同的。如咳血有在肺、在肝的不同;鼻衄有在肺、在胃和在肝的不同;齿衄则有在胃、在肾的不同;尿血则有在肾、在脾和在膀胱的不同。应仔细辨识其病位,以正确施治。

**2.辨虚实**

血证中的实证,多由火热亢盛,迫血妄行所致,也可由瘀血阻络而成。火热之证,有实火与虚火之不同,其实火为火热亢盛,虚火一般由阴虚导致,而后者属虚中夹实证。血证中的虚证,一般由气虚失摄,血不归经所致。此外,初病多实,久病多虚,而久病入络者,又为虚中夹实。辨证候的虚实,有利于指导临证施治。

3.辨出血量

血为气之母,如出血过多,可致气随血脱,甚至亡阳虚脱,病至危殆。因而,辨别出血量的多少对判断预后、制订治疗方案具有重要意义。临证当根据头晕、乏力、面色唇甲苍白、心慌、出汗等症的程度,结合舌、脉,综合判断出血程度,分清标本缓急。

**(二)治疗原则**

血证虽因出血部位不同而有不同的称谓,但其病机基础不外火热伤络、气不摄血、瘀血阻络三端,因而,其治疗也不外在火、气、血三方面。恰如《景岳全书·血证》所说:"凡治血证,须知其要。而血动之由,惟火惟气耳。故察火者但察其有火无火,察气者但察其气虚气实,知此四者而得其所以,则治血之法无余义矣"。故临证治疗血证多以治火、治气和治血为基本原则。

1.治火

火热亢盛,迫血妄行,血不归经,溢于脉外是引起血证最常见的病因病机。由于火热之邪可分为实火与虚火的不同,故实火当清热泻火,虚火当滋阴降火。

2.治气

一则气为血帅,气能统血,气行血行,气脱血脱;二则气有余便生火,火热偏亢则扰动血脉,血不归经。故对实证当清气降气,虚证当补气益气。当出血严重,气随血脱而有亡阳虚脱之虞者,当以益气固脱,回阳救逆为急。

3.治血

血证既为出血之证,因此一定要根据出血的病因病机和证候的差异而施以不同的止血方法。如实火亢盛,扰动血脉者当凉血止血;气虚失摄,出血不止者当收敛止血;瘀血阻络,血难归经者当活血止血。出血之后,血虚明显者又当适当补血生血。

除上述治疗血证的三项原则以外,还应根据出血的不同阶段,使用不同的治疗方法及药物。如血证初期,出血较多较急,应急塞其流,以治其标,即采取"止血"的治疗方法;血止之后,应祛除病因,以澄其源,即采用"宁血"的治疗方法;善后应补养气血,以扶其正,即采用"补虚"的治疗方法。因此止血、宁血和补虚三个治疗方法,常应用在血证不同阶段的治疗中。血证的初期,应积极采用塞流止血的方法,立即服用三七粉、十灰散或花蕊石散、血余炭、蒲黄炭等以求迅速止血。如证属火热偏盛者,临床多使用犀角地黄汤(方中犀角用以水牛角代替)清热解毒、凉血止血,临床还可根据病情,适当选用白茅根、栀子、丹皮、白及、侧柏叶、茜草根、仙鹤草、地榆、大蓟、小蓟等清热凉血之品;如阳气虚损,气失统摄者,应立即服用三七粉、艾叶炭以温经止血。如出血过多,症见面色苍白,四肢厥冷,汗出不止,心悸不宁,甚至神识不清,脉微细欲绝者为气随血脱之危候,急以益气固脱的独参汤煎服,或使用参附汤以回阳救逆。

(三)分证诊治

1.鼻衄

鼻衄以火热偏盛,迫血妄行为多。其中以肺热、肝火、胃火最为常见;有时也与正气不足,气不摄血有关。

(1)热邪犯肺。

主症:鼻燥流血,血色鲜红。

兼次症:身热不适,口干咽燥,咳嗽痰黄,或恶风发热。

舌脉:舌质红,苔黄燥或薄黄;脉数或浮数。

分析:鼻为肺窍,热邪犯肺,迫血妄行,上循其窍,故鼻燥流血;火为阳邪,故其血色鲜红;热耗肺津,不能上承,故口干咽燥;发热为热邪犯肺所致;热邪亢盛,灼津为痰,肃降失司故咳嗽痰黄。舌质红,苔黄燥,脉数为热邪偏盛之象。如热邪尚在卫表,则可见恶风发热,苔薄黄,脉浮数。

治法:清肺泻热,凉血止血。

方药:桑菊饮。方中桑叶、菊花、薄荷、连翘辛凉透表,宣散风热;杏仁、桔梗、甘草降肺气,利咽止咳;芦根清热生津。可酌加栀子炭、白茅根、丹皮、侧柏叶加强凉血止血之力。肺热盛而无表证者可去薄荷、桔梗,加黄芩、桑白皮以清泻肺热;咽喉痛者加玄参、马勃以清咽利喉;咽干口燥者加麦冬、玉竹、沙参、天花粉以养阴生津;咳甚者加象贝母、枇杷叶以润肺止咳。

(2)肝火上炎。

主症:鼻衄,血色鲜红,目赤,烦躁易怒。

兼次症:头痛眩晕,口苦耳鸣,或胸胁胀痛,或寐少多梦,或便秘。

舌脉:舌质红,苔黄而干;脉弦数。

分析:肝郁化火,木火刑金,肝火循肺经上出其窍而为鼻衄;肝开窍于目,肝火偏盛故两目红赤;肝在志为怒,肝火盛则烦躁易怒;肝火上炎则头痛、口苦、耳鸣;清窍为肝火所扰故眩晕;肝经过胸胁,肝经火盛而胸胁胀痛;肝火扰心则寐少多梦;肝热移胃,腑气不通则便秘。舌质红,苔黄而干,脉弦数皆为肝火偏亢之征象。

治法:清肝泻火,凉血止血。

方药:龙胆泻肝汤。方中龙胆草、柴胡、栀子、黄芩清肝泻火;木通、泽泻、车前子清利湿热;生地黄、当归、甘草滋阴养血。可酌加侧柏叶、藕节、白茅根以凉血止血;寐少梦多者可加磁石、龙齿、珍珠母、远志等清肝安神;便秘者可加大黄通腑泻热;阴液亏耗者可加麦冬、玄参、旱莲草以养阴清热。

(3)胃热炽盛。

主症:鼻血鲜红,胃痛口臭。

兼次症:鼻燥口渴,烦躁便秘,或兼齿衄。

舌脉:舌质红,苔黄;脉数。

分析:胃热亢盛,上炎犯肺,迫血外溢,上出肺窍则鼻衄且血色鲜红;阳明经上交鼻(頞),胃火上熏则鼻燥口臭;胃热伤阴则口渴引饮;热居胃中,气机不利则胃脘疼痛;热扰心神则烦躁不安;胃热腑气不通,且热伤津液,肠道失润则便秘。舌质红,苔黄,脉数皆为胃中有热之象。

治法:清胃养阴,凉血止血。

方药:玉女煎。方中石膏清泻胃热,麦冬养阴清热,生地黄凉血止血,川牛膝引血下行。可酌加山栀子、丹皮、侧柏叶、藕节、白茅根等加强清热凉血止血之力;大便秘者加大黄、瓜蒌通腑泄热;阴津被伤而见口渴,舌质红,少苔者,加沙参、天花粉、石斛等益胃生津。

(4)气血亏虚。

主症:鼻衄,血色淡红。

兼次症:心悸气短,神疲乏力,面白头晕,夜难成寐,或兼肌衄、齿衄。

舌脉:舌质淡,苔白;脉细或弱。

分析:气为血帅,气虚失摄,血溢脉外故见鼻衄、齿衄血色淡红,也可见肌衄;气血不足,心神失养故见心悸、夜难成寐;正气亏虚则神疲乏力、气短;气血虚弱,不能上荣头面而面白头晕。舌质淡,苔白,脉细或弱均为气血不足之征。

治法:益气摄血。

方药:归脾汤。方中以人参、白术、甘草健脾益气;黄芪、当归益气生血;茯神、酸枣仁、远志、龙眼肉补气养血,安神定志;木香理气醒脾,使本方补而不滞。可酌加仙鹤草、茜草、阿胶以增强止血之效。

以上各种鼻衄之证,除内服汤剂以外,尚可在鼻衄发生时,采用局部外用药物治疗,以期尽快止血。可选用云南白药或三七粉局部给药以止血或用湿棉条蘸塞鼻散(百草霜15 g、龙骨15 g、枯矾60 g共研极细末)塞鼻治疗。

2.齿衄

手足阳明经分别入于上下齿龈,而肾主骨,齿为骨余,即所谓"齿为肾之余,龈为胃之络",所以牙龈出血一般与胃、肾二经有关。

(1)胃火内炽。

主症:齿衄血色鲜红,齿龈红肿疼痛。

兼次症:口渴欲饮,口臭便秘,头痛不适,或齿龈红肿溃烂,或唇舌颊腮肿痛。

舌脉:舌质红,苔黄或黄燥;脉洪数或滑数。

分析:上下齿龈分属手阳明大肠经与足阳明胃经。胃肠火盛,循经上扰,以致齿衄出血鲜红,齿龈红肿疼痛;胃火上熏,故口臭头痛,甚则齿龈红肿溃烂,或唇舌颊腮肿痛;火热伤津,故口渴欲饮;热结阳明则便秘。舌质红,苔黄,脉洪数为阳明之表现。

治法:清胃泻火,凉血止血。

方药:加味清胃散。方中以生地黄、丹皮、犀角(水牛角代)清热凉血;黄连、连翘清胃泻火;当归、甘草养血和中。临证可酌加黄芩、黄柏、栀子、石膏等增强清热泻火之力,加藕节、白茅根、侧柏叶等增强凉血止血之力;烦渴加知母、天花粉、石斛以清热养阴除烦;便秘可加大黄、芒硝以通腑泄热。

(2)阴虚火旺。

主症:齿衄血色淡红,齿摇龈浮微痛。

兼次症:常因烦劳而发,头晕目眩,腰膝酸软,耳鸣,或遗精,或盗汗,或潮热,或手足心热。

舌脉:舌质红,苔少;脉细数。

分析:肾主骨,齿为骨余,肾虚则龈浮齿摇而不坚固;阴虚火旺,虚火上炎,血随火动,故血从齿缝渗出,血色淡红;烦劳则更伤肾阴,而易诱发齿龈出血;肾阴不足,水不涵木,相火扰动,清窍不利则头晕目眩;腰为肾之外府,耳为肾窍,肾阴不足,故腰膝酸软,耳鸣;肾阴虚相火妄动则遗精;阴虚生内热,则潮热,手足心热,盗汗。舌质红,苔少,脉细数为阴虚火旺之征。

治法:滋阴降火,凉血止血。

方药:知柏地黄丸合茜根散。知柏地黄丸中的六味地黄丸重在滋补肾阴,知母、黄柏重在降下虚火。茜根散中的生地黄、阿胶珠滋阴止血;茜草根、柏叶凉血止血;黄芩清热;甘草和中。两方合用,共奏滋阴补肾,降火止血之效。临证可酌加旱莲草、侧柏叶等加强滋阴凉血止血之力;如阴虚潮热,手足心热者可加银柴胡、胡黄连、地骨皮等清虚热;盗汗明显,或酌加五味子、浮小麦等敛汗。

3.咳血

咳血由肺络受损所致,燥热、阴虚、肝火是导致肺络损伤,引起咳血的主要原因。

(1)燥热犯肺。

主症:咳痰不爽,痰中带血。

兼次症:发热喉痒,鼻燥口干,或干咳痰少;或身热恶风,头痛,咽痛。

舌脉:舌质红,少津,苔薄黄;脉数或浮数。

分析:肺为娇脏,喜润恶燥,燥邪犯肺,肺失清肃,则发热喉痒,咳嗽;肺络受伤故咳血;燥伤津液故咳痰不爽或干咳痰少,口干鼻燥。舌质红,少津,苔薄黄,脉数为燥热伤肺之征。如感受风热而肺卫失宣,则见身热恶风,头痛,咽痛,脉浮数。

治法:清热润肺,宁络止血。

方药:桑杏汤。方中桑叶轻宣润燥;杏仁、象贝母宣肺润肺止咳;栀子、淡豆豉清宣肺热;沙参、梨皮养阴润肺。临证酌加藕节、仙鹤草、白茅根等凉血止血。出血量多而不止者,可再加用云南白药或三七粉吞服。若兼见发热、头痛、咳嗽、喉痒、咽痛等外感风热者,可加金银花、连翘、牛蒡子以辛凉解表,清热利咽;燥伤津液较甚,症见口干鼻燥,咳痰不爽,舌质红,少津,苔干者,可加麦冬、天冬、石斛、玉竹等生津润燥。若痰热壅盛,热迫血行,症见咳血,咳嗽发热,面红,咳痰黄稠,舌质红,苔黄腻,脉滑数者,可用清金化痰汤加大小蓟、侧柏炭、茜草根等以清肺化痰,凉血止血;热甚咳血较重者,可重用黄芩、知母、栀子、海蛤壳、枇杷叶等清热宁络。

(2)肝火犯肺。

主症:咳嗽阵作,痰中带血,胸胁牵痛。

兼次症:烦躁易怒,目赤口苦,便秘溲赤,或眠少多梦。

舌脉:舌质红,苔薄黄;脉弦数。

分析:肝火亢盛,木火刑金,肺失清肃,肺络受伤,故咳嗽阵作且痰中带血;肝经布胸胁,肝火犯肺,故胸胁牵引作痛;肝在志为怒,肝火旺则烦躁易怒;肝火盛则目赤口苦,便秘溲赤;肝火扰心则眠少多梦。舌质红,苔薄黄,脉数等肝火偏亢之征。

治法:清肝泻肺,凉血止血。

方药:黛蛤散合泻白散。两方合用后,青黛清肝泻火;桑白皮、地骨皮清泻肺热;海蛤壳、甘草化痰止咳。临证可酌加大小蓟、白茅根、茜草根、侧柏叶以凉血止血;肝火较甚,烦躁易怒,目赤口苦者可加丹皮、栀子、黄芩、龙胆草等加强清泻肝火;若咳血较多,血色鲜红,可加用犀角地黄汤(方中犀角用水牛角代)冲服云南白药或三七粉以清热泻火,凉血止血;便秘者,可加大黄、芒硝通腑泄热。

(3)阴虚肺热。

主症:咳嗽少痰,痰中带血,经久不愈。

兼次症:血色鲜红,口干咽燥,两颧红赤,潮热盗汗。

舌脉:舌质红,苔少;脉细数。

分析:肺阴不足,肺失清润,阴虚火旺,损伤肺络则咳嗽少痰,痰中带血;肺阴亏虚,难以速愈,故反复咳血,经久不愈;肺阴不足津液亏少,故口干咽燥;阴虚火旺则潮热盗汗,两颧红赤。舌质红,苔少,脉细数均为阴虚火旺之征。

治法:滋阴润肺,降火止血。

方药:百合固金汤。方中百合、麦冬、生地黄、热地黄、玄参养阴清热凉血,润肺生津;当归、白芍柔润补血;贝母、甘草肃肺化痰止咳。方中桔梗性提升,不利治疗咳血,不宜用。可酌加白及、白茅根、侧柏叶、十灰散等凉血止血;反复咳血及咳血不止者,宜加阿胶、三七养血止血;潮热颧红者可加青蒿、银柴胡、胡黄连、地骨皮、鳖甲、白薇等清退虚热;盗汗宜加五味子、煅龙骨、煅牡蛎、浮小麦、穞豆衣、糯稻根等以收涩敛汗。

以上咳血诸证当注意保持气道通畅,防止血液或血块阻塞气道引起窒息。

4.吐血

《丹溪心法·吐血》曰:"呕吐血出于胃也。"胃自身病变及他脏病变影响胃,使胃络受伤而吐血。临证常见胃热壅盛、肝火犯胃、瘀阻胃络和气虚血溢等证。

(1)胃热壅盛。

主症:胃脘灼热作痛,吐血色红或紫暗,夹食物残渣。

兼次症:恶心呕吐,口臭口干,便秘,或大便色黑。

舌脉:舌质红,苔黄干;脉数。

分析:嗜食辛辣酒热之品,热积胃中,热伤胃络,胃失和降而逆于上,血随气逆,从口而出,故恶心呕吐,吐血色红或紫暗,夹食物残渣;热结中焦,和降失司,气机不利则胃脘灼热作痛;溢于胃络之血如未尽吐而下走大肠故大便色黑;胃热上熏则口臭;热伤大肠津液则便秘。舌质红,苔黄干,脉数皆为胃中积热之象。

治法:清胃泻热,凉血止血。

方药:泻心汤合十灰散。泻心汤中之大黄、黄芩、黄连苦寒泻胃中之火,故

《血证论·吐血》曰："方名泻心,实则泻胃"。十灰散中栀子泻火止血;大黄导热下行;大、小蓟、侧柏叶、荷叶、白茅根、丹皮凉血止血;配以棕榈炭收涩止血。两方中的大黄,为治胃中实热吐血之要药,泻火下行而活血化瘀,与凉血止血诸药相配,使止血而无留瘀之弊。若胃热伤阴,口干而渴,舌红而干,脉象细数者,可加玉竹、沙参、麦冬、天冬、石斛等滋养胃阴;胃气上逆,恶心呕吐者,可酌加旋覆花、代赭石、竹茹等和胃降逆。

（2）肝火犯胃。

主症:吐血色红或紫暗。

兼次症:脘胀胁痛,烦躁易怒,目赤口干,或寐少多梦,或恶心呕吐。

舌脉:舌质红,苔黄;脉弦数。

分析:肝郁化火,横逆犯胃,络伤血溢,故吐血色红或紫暗;肝胃失和,气机不利,故脘胀胁痛;胃气上逆则恶心呕吐;肝火旺盛,扰动心神,故烦躁易怒,寐少多梦;肝火上炎,灼伤津液,故目赤口干。舌质红,苔黄,脉弦数为肝火亢盛之象。

治法:清肝泻火,凉血止血。

方药:龙胆泻肝汤。本方清泻肝火效佳,但凉血止血之力弱,可酌加侧柏叶、藕节、白茅根、旱莲草、丹皮等加强凉血止血之力;寐少梦多者可加磁石、龙齿、珍珠母、远志等清肝安神;便秘者可加大黄通腑泄热;阴液亏耗者可加麦冬、玄参、沙参等养阴清热。如吐血不止,口渴不欲饮而胃脘刺痛者,为瘀血阻络,血不归经所致,应合用十灰散、三七粉,增强化瘀止血之力;胁痛明显者,可加延胡索、香附等疏肝理气,活血止痛。

（3）瘀阻胃络。

主症:吐血紫暗或带血块。

兼次症:胃脘刺痛或如刀割,痛处固定而拒按;病程较久,胃脘痛与吐血反复发作;面唇晦暗无华,口渴不欲饮,大便色黑;或妇人月经愆期,色黯有块。

舌脉:舌质紫黯,或有瘀点、瘀斑;或舌质淡黯;苔薄白;脉涩或细涩。

分析:久病入胃络,瘀血阻滞,血不循经而出血,故吐血紫暗或带血块;瘀血阻于胃络,不通则痛,故胃脘刺痛或如刀割,痛处固定而拒按;久病已入络,病难速愈,故常胃痛与吐血反复发作;面唇晦暗无华,口渴不欲饮,大便色黑,或妇人月经愆期,色黯有块等均为瘀血内阻之象;舌质紫黯,或有瘀点、瘀斑,或舌质黯,脉涩等皆血瘀之征;出血既久,可致血虚不荣,故可面色晦而无华,舌质淡黯,脉细。

治法:化瘀止血。

方药：失笑散。方中蒲黄活血止血；五灵脂通利血脉，散瘀止痛，二药均入血分，相须为用，活血止血而散瘀止痛；酽醋可利血脉，化瘀血。可加入三七加强化瘀止血之力，加桃红四物汤加强活血化瘀之功而兼养血，使攻中有养，尤其适合于瘀血阻络兼血虚者。如胃脘痛甚，可合用丹参饮理气活血止痛；如兼脾胃虚弱者，可加黄芪、太子参、白术、茯苓等补益脾胃，益气行血。

（4）气虚血溢。

主症：吐血缠绵不止，血色暗淡。

兼次症：吐血时轻时重，神疲乏力，心悸气短，语声低微，面色苍白；或畏寒肢冷，自汗便溏。

舌脉：舌质淡，苔薄白；脉弱或沉迟。

分析：气虚不足，摄血无力，血液外溢，故吐血缠绵不止，血色暗淡，时轻时重；正气不足则神疲乏力，气短声低；气血虚弱，心失所养则心悸；血虚不能上荣于面则面色苍白；气虚及阳，中阳不足，则畏寒肢冷，自汗便溏。脉沉迟，舌质淡，脉弱为气虚不足之象。

治法：益气摄血。

方药：归脾汤。本方能益气健脾，摄血养血，但止血之力稍弱，临证可酌加仙鹤草、茜草、阿胶等增强止血之效；也可加炮姜炭温阳止血，乌贼骨收敛止血。若气损及阳，脾胃虚寒，兼见肢冷畏寒，自汗便溏，脉沉迟者，治宜温经摄血，可用柏叶汤和理中汤，前方以艾叶、炮姜温经止血，侧柏叶宁络止血，童便化瘀止血，理中汤温中健脾以摄血，合方共奏温经止血之效。

以上吐血诸证，如出血过多导致气随血脱，表现为面色苍白、四肢厥冷、冷汗出、脉微等，亟当益气固脱，可服用独参汤或静脉滴注参麦针等积极救治。

5.便血

便血为胃肠脉络受伤所致。临床主要有肠道湿热与脾胃虚寒两类。

（1）肠道湿热。

主症：便血鲜红。

兼次症：腹痛不适，大便不畅或便溏，口黏而苦，纳谷不香。

舌脉：舌质红，苔黄腻；脉滑数。

分析：恣食肥甘厚味，湿热下移大肠，热伤大肠络脉，血随便下，故见便血；湿性黏滞，肠道传化失常故大便不畅或便溏；湿为阴邪，易阻气机，气机不利故腹痛；湿热困于肠胃，运化失调，则口黏而苦，纳谷不香。舌质红，苔黄腻，脉滑数为肠道有湿热之象。

治法:清热化湿,凉血止血。

方药:地榆散。方中以地榆、茜草凉血止血;黄芩、黄连、栀子苦寒泻火燥湿;茯苓淡渗利湿。可加槐角以增强凉血止血的作用;口黏苔腻甚者,宜加苍术、砂仁以健运脾胃。若便血日久,湿热未尽去而营阴已伤者,应清利湿热与养阴补血兼而治之,可用脏连丸。方中以黄连、黄芩清热燥湿;当归、地黄、赤芍、猪大肠养血补脏;槐花、槐角、地榆凉血止血;阿胶养血止血。可酌加茯苓、白术、泽泻等燥湿利湿之品。若为肠风,则见下血鲜红,血下如溅,舌质红,脉数,应清热止血,方用槐花散或唐氏槐角丸。前方以荆芥炭疏散风邪,炒枳壳宽中理气,槐花、侧柏叶清热凉血止血;槐角丸中以防风、荆芥疏散风邪,黄连、黄芩、黄柏苦寒泻火,槐角、地榆、侧柏叶、生地黄凉血止血,当归、川芎养血归经,乌梅收敛止血,枳壳宽中。两方相比,后者清热疏风的作用较强。若为脏毒,证见下血浊而暗,应使用地榆散加苍术、萆薢、黄柏治之。方中黄连、黄芩、黄柏、栀子苦寒泻火中,地榆、茜根凉血止血,茯苓、苍术、萆薢健脾利湿。

(2)脾胃虚寒。

主症:便血紫暗或黑色。

兼次症:脘腹隐隐作痛,喜温按,怯寒肢冷,食欲缺乏便溏,神疲懒言。

舌脉:舌质淡,苔薄白;脉弱。

分析:脾胃虚寒,中气不足,脾失统摄,血溢肠中,故便血紫暗或呈黑色;脾胃阳气不足,运化乏力,故脘腹隐痛,喜温喜按;脾主四肢肌肉,阳气不能温煦肢体,故怯寒肢冷;脾胃阳虚,生化无权,则食欲缺乏便溏;阳气不足则神疲懒言。舌质淡,苔薄白,脉弱皆为脾胃虚寒之象。

治法:温阳健脾,养血止血。

方药:黄土汤。方中灶心黄土(伏龙肝)温中摄血;附子、白术温阳健脾;地黄、阿胶养阴止血;甘草和中;黄芩苦寒坚阴,用量宜少,以反佐附子辛燥偏性。临证可加炮姜炭、艾叶、鹿角霜、补骨脂以温阳止血,加白及、乌贼骨收敛止血;有瘀血见证者加花蕊石、三七活血化瘀止血。如脾胃虚弱而阳虚不明显,见便血,气短声低,面色苍白,食少乏力等表现者,当补脾摄血,用归脾汤;如下血日久不止,肛门下坠,舌质淡,脉细弱无力者,为气虚下陷之象,可合用补中益气汤以益气升阳。

便血诸证出血量大时可致气随血脱而致脱证,临证要仔细观察病情变化,及时救治。

6.尿血

尿血多因热邪蓄于下焦或阴虚火旺损伤络脉,致使血液妄行引起,也有因脾虚失摄、肾虚失固而致者。

(1)下焦热盛。

主症:尿血鲜红。

兼次症:小便黄赤灼热,心烦口渴,面赤口疮,夜寐不安。

舌脉:舌质红,苔黄;脉数。

分析:下焦热盛,灼伤膀胱之络脉,故尿血鲜红;膀胱热盛,煎灼尿液,故小便黄赤灼热;热扰神明则心烦、夜寐不安;火热上炎则面赤口疮;热伤津液则口渴。舌质红,苔黄,脉数为热盛之象。

治法:清热泻火,凉血止血。

方药:小蓟饮子。竹叶、木通清热泻火利小便;滑石清热利湿;小蓟、生地黄、蒲黄、藕节凉血止血;栀子泻三焦之火,引热下行;当归引血归经;甘草调和诸药。如心烦少寐,可加黄连、夜交藤清心安神;火盛伤阴而口渴者,加黄芩、知母、石斛、天花粉以清热生津;如尿血甚者,可加白茅根、侧柏叶、琥珀末以凉血止血。

(2)阴虚火旺。

主症:小便短赤带血。

兼次症:头晕目眩,颧红潮热,腰酸耳鸣。

舌脉:舌质红,少苔;脉细数。

分析:肾阴亏虚,虚火内动,灼伤脉络,故小便短赤带血;阴虚阳亢,故头晕目眩,颧红潮热;腰为肾府,耳为肾窍,肾阴不足,则外府失养,肾窍不充故腰酸耳鸣。舌质红,少苔,脉细数均为肾之阴虚火旺之象。

治法:滋阴降火,凉血止血。

方药:知柏地黄丸。此方以六味地黄丸滋补肾之阴水,以知母、黄柏滋阴降火,旨在"壮水之主,以制阳光"。可酌加旱莲草、大蓟、小蓟、茜草根、蒲黄炭等加强凉血止血之力;颧红潮热者加地骨皮、胡黄连、银柴胡、白薇等清热退虚火之药。

(3)脾不统血。

主症:久病尿血,色淡红。

兼次症:气短声低,面色苍白,食少乏力,或兼见皮肤紫斑、齿衄。

舌脉:舌质淡,苔薄白;脉细弱。

分析:脾气亏虚,统血无力,血不归经,渗于膀胱,则尿血日久不愈,溢于肌肤,可兼见紫斑、肌衄;脾胃运化无权,气血生化不足,故食少乏力,气短声低;气血不能上荣头面则面色苍白无华。舌质淡,脉细弱皆为气血亏虚,血脉不充之象。

治法:补脾摄血。

方药:归脾汤。临证可加用阿胶、仙鹤草、熟地黄、槐花、三七等养血生血之品;若气虚下陷,小腹坠胀者,可加升麻、柴胡等以提升中阳,亦可合用补中益气汤。

(4)肾气不固。

主症:尿血日久不愈,血色淡红。

兼次症:神疲乏力,头晕目眩,腰酸耳鸣。

舌脉:舌质淡,苔薄白;脉弱。

分析:劳倦日久或久病伤肾,肾气不足,封藏不固,血随尿出,此为久病但无火邪,故尿血日久不愈,血色淡红;肾虚则腰膝酸痛兼见耳鸣;髓海不充则头晕目眩,神疲乏力。舌质淡,脉弱皆为肾气不足之象。

治法:补益肾气,固摄止血。

方药:无比山药丸。方中熟地黄、山药、山萸肉、怀牛膝补益肾精;菟丝子、肉苁蓉、巴戟天、杜仲温肾助阳且固肾气;五味子、赤石脂固摄止血;茯苓、泽泻健脾利水。可酌加仙鹤草、蒲黄炭、大蓟、小蓟、槐花等加强止血之力;也可酌加煅龙骨、煅牡蛎、补骨脂、金樱子等加强固摄肾气之力。若见畏寒神怯者,可酌加肉桂、鹿角片、狗脊以温补肾阳。

7.紫斑

紫斑常因热盛迫血、阴虚火旺和气不摄血而血溢肌肤所致,清热解毒、滋阴降火和益气摄血为主要治疗方法。

(1)热盛迫血。

主症:感受风热或火热燥邪后,肌肤突发紫红或青紫之斑点或斑块。

兼次症:发热口渴,烦躁不安,溲赤便秘,常伴有鼻衄、齿衄、尿血或便血。

舌脉:舌质红,苔薄黄;脉数有力。

分析:感受风热或火热燥邪,火热偏盛,迫血妄行,血溢于肌肤脉络之外,故皮肤出现青紫之斑点或斑块;若热邪炽盛,损伤鼻、龈、肠胃和膀胱等处之脉络,则可见鼻衄、齿衄、便血和尿血;热扰心神则烦躁不安;火热伤津则不仅可见发热,不可见口渴、溲赤、便秘之症。舌质红,脉数有力皆为火热之邪偏盛之象。

治法:清热解毒,凉血止血。

方药:清营汤。方中犀角(水牛角代)、玄参、生地黄、麦冬滋阴清热凉血;金银花、连翘、黄连、竹叶清热解毒;丹参散瘀止血。可酌加紫草、茜草凉血止血,化斑消瘀。若发热口渴,烦躁不安,紫斑密集成片者,可加用生石膏、龙胆草,并冲服紫雪以增强清热泻火解毒之效;还可合用十灰散以增强凉血止血、活血化瘀之效;若热壅肠胃兼见气滞血瘀,症见腹痛者,可酌加白芍、甘草缓急,五灵脂、香附理气活血,以期缓解腹痛;若热伤肠络而见便血者,可加槐实、槐花、地榆炭以凉血止血;若热夹湿邪,阻滞肢体经络,而见关节肿痛者,可加秦艽、木瓜、桑枝、川牛膝等清热祛湿、舒经活络。

(2)阴虚火旺。

主症:肌肤出现红紫或青紫斑点或斑块,时作时止。

兼次症:手足心热,潮热盗汗,两颧红赤,心烦口干,常伴齿衄,鼻衄,月经过多等症。

舌脉:舌质红,少苔;脉细数。

分析:阴虚火旺,虚火灼伤肌肤络脉,故可见红紫或青紫斑点、斑块,亦可见齿衄、鼻衄或月经过多之表现;阴虚火旺,则可见手足心热,潮热盗汗;肾水不足,不能上济心火,心火被扰则心烦;虚火逼心液外出则盗汗;阴液不足则口渴。舌质红,少苔,脉细数为阴虚火旺之象。

治法:滋阴降火,宁络止血。

方药:茜根散。方中生地黄、阿胶滋阴养血;茜草根、侧柏叶、黄芩清热凉血止血;甘草调中解毒。可酌加丹皮、紫草等加强化斑消瘀止血主力。阴虚较甚者,可加玄参、龟甲、女贞子、旱莲草等育阴清热之品;潮热者,可加地骨皮、鳖甲、秦艽、白薇等清退虚热之药;盗汗者,加五味子、煅龙骨、煅牡蛎等以收敛止汗。

(3)气不摄血。

主症:紫斑反复出现,经久不愈。

兼次症:神疲乏力,食欲缺乏,面色苍白或萎黄,头晕目眩。

舌脉:舌质淡,苔白;脉弱。

分析:气虚不能摄血,脾虚不能统血,以致血溢于肌肤脉络之外而为紫斑;气虚日久,难以速复,故紫斑反复出现且经久不愈;脾虚运化无权则食欲缺乏;生化气血不足则神疲乏力,面色苍白或萎黄;气血不足,不能上承濡养清窍,故头晕目眩。舌质淡,苔白,脉弱为气虚不足之象。

治法:补脾摄血。

方药:归脾汤。临证可酌加仙鹤草、棕榈炭、血余炭、蒲黄炭、紫草等药以增强止血消斑的作用。若脾虚及肾,兼见肾气不足,出现腰膝酸冷,大便不实,小便频数清长者,可酌加菟丝子、补骨脂、川续断以补益肾气。

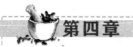

# 第四章

# 肢体经络病证

## 第一节 痹 病

痹即闭阻不通之意,痹病是由外邪侵袭人体,闭阻经络,气血运行不畅,因而引起肌肉、筋骨、关节等处疼痛,酸胀,麻木,重着,屈伸不利,或关节肿大灼热等的病证。

痹病最早见于《素问·痹论》,"所谓痹者,各以其时,重感于风寒湿之气也"。认为风寒湿邪的侵袭,是为痹病的主要原因。《金匮要略·中风历节病》篇的历节,即指痹病一类的疾病。古人关于痹病的分类,广义痹如食痹、水瘕痹、喉痹、血痹、胸痹、肠痹;狭义痹如五因痹(风、寒、湿、热、顽痹,即行、痛、着、热、顽痹),五体痹(皮、肌、脉、筋、骨痹),五脏痹(心、肝、肺、脾、肾痹)。

现代医学的风湿性关节炎、骨性关节炎、类风湿关节炎、坐骨神经痛、痛风、强直性脊柱炎、肌纤维炎等,以及系统性红斑狼疮、硬皮病、皮肌炎在某些阶段以关节肿痛为主时,可参考本节辨证论治。

### 一、病因病机

#### (一)外邪侵袭

素体虚弱,由于居处潮湿,涉水冒雨,气候剧变,冷热交错等原因。以致风寒湿邪乘虚侵入人体,注于经络,留于关节,使气血痹阻成为痹病。亦有感受风热之邪,与湿相并,而致风湿热合邪为患;或因风寒湿郁久不解,化为湿热,湿热流注关节,浸淫筋骨而发为痹病。

#### (二)痰瘀互结

痹病日久,正虚邪恋,湿聚为痰,血滞为瘀,痰瘀互结,阻滞经络,可形成痰瘀痹阻,关节疼痛。

### (三)肝肾亏虚

素体肝肾亏虚,感受外邪,更易流注筋骨;或痹病日久,邪气留连,气血耗伤,导致肝肾亏虚。痹病至此,病变复杂,常可虚实互见。

从上可知,痹病的发生,是由正气不足,腠理不密,卫外不固,感受风寒湿热之邪,使气血痹阻,关节不利,形成痹病。痹病日久,气滞血瘀,痰浊互结,可使关节畸形;或出现气血不足及肝肾亏虚的症状。

## 二、诊断与鉴别诊断

### (一)诊断

(1)主症:肢体关节、肌肉、筋骨疼痛伴活动障碍。

(2)伴发症:麻木、酸楚、重着、肿胀、发热。

(3)病情与气候变化关系密切。

### (二)鉴别诊断

本病主要与痿病相鉴别,详见痿病。

## 三、辨证论治

### (一)辨证要点

痹病的辨证,首应辨清风寒湿痹和热痹。热痹以关节红肿灼热疼痛为特点,风寒湿痹虽有关节酸痛,但无局部红肿灼热。在风寒湿痹中,由于病邪有所偏胜,因而症状亦各有所不同。其风邪胜者为行痹,关节疼痛游走不定;寒气胜者为痛痹,关节疼痛较重而痛有定处;湿气偏胜者为着痹,肢体疼痛重着,肌肤麻木。病程久者,尚应辨认有无气血损伤及脏腑亏虚的证候。

### (二)治疗要点

痹病是由于感受风寒湿热所致,故治疗应以祛风、散寒、利湿、清热以及舒筋通络为主要治则。病久不愈,疼痛屡发,体尚实者,应予破滞消瘀,搜剔络道。如病久体虚者,则应培补气血,滋养肝肾,扶正祛邪,标本兼顾。

### (三)分证论治

1.风寒湿痹

(1)临床表现:肢体关节疼痛,屈伸不利,疼痛时轻时重,阴雨天甚,或见恶寒发热。若风邪偏胜,则痛处游移;寒邪偏胜,则痛有定处,疼痛较重,遇寒更甚,得热痛减;湿邪偏胜,则痛处重着,麻木不仁,或有肿胀。舌苔薄白或白滑,脉紧或濡缓。

(2)治疗原则:祛风散寒,除湿通络。

(3)代表处方:蠲痹汤。海风藤、桑枝各20 g,独活、羌活、秦艽、当归、川芎、炙甘草、乳香、木香各10 g,桂心6 g。

(4)加减应用:①风邪偏胜者,加防风、白芷各10 g,威灵仙20 g。②寒邪偏胜者,加制川乌、制附子(先煎)各10 g,细辛6 g。③湿邪偏胜者,加薏苡仁20 g,苍术、防己各10 g。

2.风湿热痹

(1)临床表现:关节疼痛,不能屈伸,痛处灼热红肿,痛不可触,得冷稍减,可多个关节同时发作,发病较急,兼有身热,汗出,恶风,口渴,烦闷不安,小便短赤,舌苔黄燥,脉滑数。

(2)治疗原则:清热通络,祛风化湿。

(3)代表处方:白虎加桂枝汤。粳米30 g,石膏(先煎)20 g,知母、生甘草各10 g,桂枝6 g。

(4)加减应用:①临证时,加金银花藤、薏苡仁、桑枝各20 g,黄檗、连翘、防己各10 g。②皮肤有红斑者,加丹皮、赤芍、地肤子各20 g,以凉血祛风。③舌红少苔,津伤甚者,去桂枝,加沙参、麦冬各20 g,以养阴生津。

3.痰瘀痹阻

(1)临床表现:关节疼痛,反复发作,时轻时重,痛处固定,关节肿大,肤色黯黑,甚至强直变形,屈伸不利,舌质紫,苔白腻,脉细涩。

(2)治疗原则:活血祛瘀,化痰通络。

(3)代表处方:身痛逐瘀汤。秦艽、川芎、桃仁、红花、生甘草、羌活、当归、没药、香附、五灵脂(包煎)各10 g,牛膝20 g,地龙15 g。

(4)加减应用:①临证时,加胆南星、白芥子、法半夏各10 g,以祛痰邪。②疼痛甚者,加乌梢蛇20 g,穿山甲、土鳖虫各10 g,全蝎5 g,以搜风通络。

4.气血虚痹

(1)临床表现:关节疼痛,腰膝酸痛,反复发作,疼痛时轻时重,屈伸不利,或麻木不仁,面色不华,形体消瘦,倦怠乏力,舌质淡,脉沉细。

(2)治疗原则:祛风湿,补气血,益肝肾。

(3)代表处方:独活寄生汤。杜仲、茯苓、牛膝各20 g,桑寄生15 g,秦艽、防风、当归、芍药、独活、川芎、干地黄、人参、生甘草各10 g,细辛、桂心各6 g。

(4)加减应用:①如痹病日久,内舍于心,症见心悸、气短、动则尤甚,脉虚数或结代者,治宜益气养心,温阳通脉,用炙甘草汤加减。②本证以气虚血亏为主,故亦可用八珍汤加乌蛇、络石藤、狗脊各 20 g,豨莶草、秦艽各 10 g,以活络导滞,通经,宣痹止痛。

### 四、其他疗法

#### (一)单方验方

(1)鸡血藤、海风藤、桂枝各 9 g,每天 1 剂,水煎服,适用于风寒痹痛。

(2)苍术、独活各 9 g,每天 1 剂,水煎服,适用于风湿痹痛。

(3)老鹳草 30 g,木瓜 12 g,当归 9 g,白酒 500 mL,药泡酒中,7 天后即可饮用,每次 30 mL,每天 3 次,适用于久痹者。

#### (二)中成药疗法

行痹,可选用追风透骨丸、风湿骨痛丸;痛痹可用大活络丸、舒筋活络丸;着痹为主者,可用木瓜丸、寒热痹胶囊;热痹可选四妙丸、湿热痹胶囊;久痹可选用健步丸、虎潜丸等。

#### (三)外擦法

可选用风湿酒、雷公藤风湿药酒等外搽。

#### (四)外贴法

可选伤湿止痛膏、麝香风湿止痛膏、精制狗皮膏、青海麝香膏等外贴痛处。

#### (五)饮食疗法

(1)粳米 60 g,生薏苡仁、莲子、芡实各 20 g,共煮稀饭,每天 1 次,温服,适用于着痹为主者。

(2)粳米 60 g,乌豆 20 g,红糖适量,共煮稀饭,每天 1 次,温服,适用于久痹气血虚弱者。

(3)胡椒 40 g,蛇肉 250 g,同炖汤,调味服食,每天 1 次,连服数次,适用于风痹为主者。

(4)瘦猪肉 100 g,辣椒根 90 g,生姜 50 g,共煮汤,调味后服食,连服数次,适用于寒痹为主者。

# 第二节 痿 病

痿病是指脏腑内伤,肢体筋脉失养,而致肢体筋脉弛缓,软弱无力,日久不用,甚则肌肉萎缩或瘫痪为主要临床表现的一种病证。临床上尤以下肢痿弱较为多见,故称"痿躄""痿"是指肢体痿弱不用,"躄"是指下肢软弱无力,不能步履之意。

## 一、病因病机

痿病的发病原因不外感受温热邪气或湿热邪气,跌仆损伤,内伤情志,劳倦色欲,久病耗损等,致使内脏精气损伤肢体筋脉失养而发病。其病位在肢体筋脉,涉及脏腑以肺、脾胃、肝肾为主。

### (一)肺热津伤,津液不布

肺为娇脏,喜润恶燥。外感温热邪毒,上犯于肺,或病后邪热未尽,肺津耗伤,"肺热叶焦",不能布送津液濡润五脏,濡养肢体,遂致四肢筋脉痿弱不用。或因五志失调,郁而化火,肾虚水不制火,火灼肺金,肺失治节,不能通调津液以溉五脏,脏气伤则肢体失养而成痿。

### (二)湿热浸淫,气血不运

久处湿地,或涉水冒雨,外感湿邪,留滞经络,郁而化热;或过食肥甘辛辣,长期饮酒,损伤脾运,湿热内生;湿热浸淫筋脉,气血营运受阻,筋脉肌肉失于濡养而弛缓不收,发为痿病。

### (三)脾胃亏虚,精微不输

脾胃为后天之本,气血生化之源。素体脾胃虚弱,或久病中气受损,或思虑劳倦,饮食不节,损伤脾胃,则受纳、运化、输布功能失常,导致气血津液生化之源不足,不能正常输布精微以荣五脏,四肢、筋脉、肌肉,发为痿病。

### (四)肝肾亏损,髓枯筋痿

平素肾虚,或久病损肾,或房劳过度,乘醉入房,精损难复,或劳役太过,罢极本伤,阴精亏损,水亏火旺,筋脉失养,渐成痿证。此外,脾虚湿热不化,流注于下,久则损伤肝肾,致筋骨失养而成痿病。

### (五)瘀瘀阻络,筋脉失养

外伤跌仆,瘀血内停;或久病入络,痰瘀交结;经脉瘀阻,气血运行不畅;或嗜食肥甘,过食辛辣,或长期嗜酒,损伤脾胃,脾失健运,痰湿内生,壅塞脉络,气血运行不畅,滞缓为瘀,痰瘀互结,脉络痹阻,肢体筋脉失于气血荣养而成痿。

### 二、诊断要点

(1)以下肢或上肢、一侧或双侧筋脉弛缓,痿软无力,甚至瘫痪日久,肌肉萎缩为主症。

(2)具有感受外邪与内伤积损的病因,有缓慢起病的病史,也有突然发病者。

### 三、类证鉴别

#### (一)痹病

痹病后期,由于肢体关节疼痛,不能活动,长期失用,以致肌肉松弛萎缩,类似痿病,但以肢体关节疼痛为其特征;痿病肢体痿弱无力,肢体关节一般无疼痛。

#### (二)偏枯

又称半身不遂,表现为一侧上下肢体不能随意运动,或左或右,日久患肢肌肉亦可萎缩瘦削,类似痿病,但偏枯由中风病所致,起病急骤,一侧肢体偏瘫废用,可伴有言语謇涩、口舌喎斜。痿病为四肢痿弱不用,尤以双下肢痿弱不用多见。

### 四、辨证论治

#### (一)辨证要点

**1.辨虚实**

凡起病急,发展快,病程短,肢体力弱,或拘急麻木,肌肉萎缩不明显者,属肺热津伤或湿热浸淫之实证;凡病程较长,病情渐进发展,肢体弛缓,肌肉萎缩明显,多属脾胃肝肾亏损之虚证。

**2.辨病位**

有在肺、脾胃,肝肾之不同。凡病起发热、咽干、呛咳,或热病后出现肢体痿软不用者,病位多在肺;若四肢痿软,食少,便溏,腹胀,病位多在脾胃;若下肢痿软无力,甚则不能站立,兼见腰脊酸软,头晕耳鸣,或月经不调者,病位多在肝肾。

#### (二)治疗原则

痿病的治疗,历代医家多遵"治痿独取阳明"之说,其含义有二:一则补益后天,即益胃养阴,健脾益气;二则清阳明之热邪。肺之津液来源于脾胃,肝肾之精血亦有赖于脾胃的生化。若脾胃虚弱,受纳运化功能失常,津液精血生化之源不足,肌肉筋脉失养,则肢体痿软,不易恢复。所以脾胃功能健旺,气血津液充足,脏腑功能转旺,有利于痿病恢复。故临床以调理脾胃为原则,但亦不能拘泥于此,仍需辨证论治。

痿病不可妄用风药,是治痿的另一原则。治风之剂,皆发散风邪,开通腠理,若误用,阴血愈燥,痿病加重,酿成坏病。

诸痿日久,皆可累及肝肾,故重视补益肝肾为治痿的又一原则。朱丹溪提出"泻南方、补北方",即补肾清热的治疗方法,适用于肝肾阴虚有热者。

**(三)分证论治**

**1.肺热津伤**

证候:病起发热,或热退后突然出现肢体软弱无力,咽干呛咳。皮肤干燥,心烦口渴,小便黄少,大便干燥,舌质红,苔黄,脉细数。

治法:清热润肺,濡养筋脉。

方药:清燥救肺汤加减。若身热退净,食欲减退,口燥咽干较甚者,证属肺胃阴伤,宜用益胃汤加薏苡仁、山药、谷芽之类益胃生津。

**2.湿热浸淫**

证候:四肢痿软,肢体困重,足胫热蒸,尿短赤涩。发热,胸闷脘痞,肢体麻木、微肿。舌质红,苔黄腻,脉濡数。

治法:清热利湿,通利筋脉。

方药:加味二妙散化裁。

**3.脾胃亏虚**

证候:肢体痿软无力,食少,便溏。腹胀,面浮,面色不华,气短,神疲乏力。舌质淡,苔薄,脉细弱。

治法:补脾益气,健运升清。

方药:参苓白术散加减。若肥人痰多,可用六君子汤补脾化痰。中气不足,可用补中益气汤。

**4.肝肾亏损**

证候:起病缓慢,下肢痿软无力,腰脊酸软,不能久立。下肢痿软,甚则步履全废,腿胫大肉渐脱,目眩发落,耳鸣咽干,遗精或遗尿,或见妇女月经不调,舌质红,少苔,脉细数。

治法:补益肝肾,滋阴清热。

方药:虎潜丸加减。

# 第三节 痉 证

痉证是以颈项强急,四肢抽搐,甚至口噤、角弓反张为主要临床表现的病证。痉可出现在多种疾病中,也可见于同一疾病的不同阶段,它不是一种独立的疾病,实属病中之证,故本书采用痉证为名。痉证可见于外感病,亦可出现在内伤杂病中。

## 一、病因病机

风、寒、湿、痰、瘀阻滞脉络,心、肝、胃、肠热邪炽盛,或阴虚血少,元气亏损,筋脉失濡,均可导致本证的发生。

### (一)外邪侵袭

感受淫邪是导致部分痉证的原发病因。古人虽有"六气为患,皆足以致痉"之说,但证之临床,以风寒湿邪杂感及湿热病邪、温热病邪(含疫病之气)致痉者居多。风寒湿热等邪侵袭人体,壅滞经络,气血运行不利,筋脉拘急成痉。如《金匮要略方论本义·痉病总论》指出:"脉者人之正气、正血所行之道路也,杂错乎邪风、邪湿、邪寒,则脉行之道路必阻塞壅滞,而拘急蜷挛之证见矣。"

### (二)内伤致痉

凡能耗损人体气血阴阳,以致筋脉失养的因素,或素体气虚血弱都是痉证的内伤病因。如火热内盛,或误用或过用汗、吐、下之法,耗劫津液,久病气血阴阳损伤较甚,产后或外伤失血过多,疮家血随脓出,或因饮食劳倦,化源不足,或因五志七情失度而致气血暗耗等,都属内伤致痉的原发病因。

1.火热内盛

外感温热时邪,或寒邪郁而化热,邪热入里,消灼阴津,筋脉失于濡养,引起痉证;或热病邪入营血,劫液动风,引发本证。如《临证指南医案·痉证》篇所说:"五液劫尽,阳气与内风鸱张,遂变为痉。"

2.痰火发痉

素有伏痰郁火,又触感风邪,或骤然暴怒,痰火阻闭,而成痉证。

3.汗下致痉

热病伤阴,又发汗攻下太过,复伤津液,特别是误发疮家之汗,最易致痉。

4.血枯致痉

素体气血亏虚,或因亡血失液,或因产后血少,阴液不营养筋脉,或更复感风邪,更易燥化致痉。

5.痰瘀内阻

由于素体脾虚不能运化水湿,或肝火熬煎津液,以致湿浊积聚而成;或因久病体虚,气血耗伤,气虚无力运血,以致血行不畅,渐而血积成瘀,由于痰瘀内阻,筋脉失去濡养而致发痉。

痉证病在筋脉,属肝所主。筋脉有约束、联系和保护骨节肌肉的作用,其依赖肝血的濡养,保持刚劲柔韧相兼之性。如阴血不足,肝失濡养,筋脉刚劲太过,失却柔和之性,则发为痉证。《景岳全书·痉证》篇说:"痉之为病……其病在筋脉,筋脉拘急,所以反张。"其病因虽有外感、内伤之别,但病理变化主要在于阴虚血少,筋脉失养,故《医学原理·痉门论》认为,痉证"虽有数因不同,其于津血有亏,无以滋荣经脉则一。"

由于经脉是人体气血运行之通路,若外邪侵袭,络脉、经脉为之壅塞,气血不能正常运行敷布,筋失濡润,导致颈项强急、肢体抽搐等症。若里热炽盛,上犯神明,横窜于肝,消津灼液,筋脉失于濡养,也因而发痉。此时,虽有阴精亏损,但重在热邪鸱张,故病性仍属热偏实。其中肝为藏血之脏,主筋,血热横窜筋脉,上扰元神,则手足躁扰,肢体抽搐,颈项强急,角弓反张,口噤神迷;或阳明气分热邪弥漫或热结肠道,邪热上犯神明,下消阴液,筋脉拘急而发痉;或心营热盛,内陷心包,上扰清窍,逆乱神明,毒瘀交结,闭塞经脉,而发为痉证。

另外,素体气血虚弱,或久病损伤,或因亡血,或汗下太过,以致气血两虚,筋脉失濡,从而发痉;或温病邪热久羁,灼伤真阴,筋失所养,筋燥而急,故见时时发痉,手足蠕动,病性属虚。

至于痰浊,盖由脾虚不能运化水湿,肝火熬煎津液,肺气失于宣肃等因,以致湿浊积聚而成。痰性黏稠,侵入经隧,气血运行之路为之而堵,壅塞不通;或因久病体虚,气血耗伤,气虚无力运血,以致血行不畅,渐而血积成瘀,由于痰瘀内阻,筋脉失去濡养而致发痉。诚如《医学原理》所云:"是以有气血不能引导,津液无以养筋脉而致者;有因痰火壅塞经隧,以致津血不荣者",即为此意。临床外感与内伤两种因素又可兼夹。或先有内伤复加外感,或外感后又遇误治损伤,则更易发病。此时,外感、内伤又可互为诱发因素,如《金匮要略·妇人产后病脉证并治》所举新产血虚、汗出中风病证,即属此类。

### 一、诊断

(1)痉证发病前可有乏力、头晕、头痛、烦躁不安、呵欠频频等前驱症状。

(2)患者颈项强直,其头后仰,不能做点头运动。出现角弓反张时,可见患者的头及足后屈,腰部前凸,形成背弓状。

(3)四肢抽搐时,患者的肢体可出现屈膝、屈肘、半握拳等姿态,屈伸交替,幅度大小不等。但比颤抖为甚,频率亦可有快慢之别,一般以频抽为多见。

(4)痉证大多伴有口噤,上下两排牙齿紧紧相抵,难以启开,甚至咬破舌体。

(5)痉证发作时,若不用药物治疗,一般常难以自行缓解。

### 三、病证鉴别

痉证在临床上当与痫证、中风、厥证、颤振、子痫等病证相鉴别。

#### (一)痫证

痫证为一发作性的神志异常疾病,发作时常兼见筋脉拘急、四肢抽搐等症状。两者鉴别的要点:一是痫证呈发作性,且有以往病史可查,而痉证则常无类似发作病史;二是痫证发病,片刻即可自行恢复,一如常人,痉证若不经治疗一般不会自行恢复,即使暂时缓解,亦多有头痛,发热等症状存在;三是痫证在发病时,常发出号叫,声如猪羊,口吐涎沫,而痉证无此相伴症状。

#### (二)中风

中风有时可出现筋脉拘急强痉之症状,但常以口眼㖞斜、半身不遂为主症,且留有语言謇涩、举步维艰等后遗症,发病者多以中老年为多;痉证则以四肢拘急、角弓反张为主症,治愈后一般无后遗症,不论男女老幼均能发病。

#### (三)厥证

厥证是由于人体气机逆乱,阴阳之气不相衔接而致突然昏仆,不省人事,以四肢逆冷为主症,无项背强急、四肢抽搐等表现;痉证由于筋脉失去濡养而致病,是以角弓反张,筋脉拘急为临床主症,一静一动可予分辨。

#### (四)颤振

颤振是头部或上、下肢不由自主地抖动,其特征是动作较慢,幅度较小,抽动较轻,且不停地发作,于入眠后即可停止;痉证则四肢抽搐的动作幅度较大,力量较猛,即使在昏迷状态中,仍可抽搐不止。

#### (五)子痫

子痫是当妊娠六七月后,或正值分娩时,忽然眩晕倒仆,昏不知人,四肢抽搐,牙关紧闭,目睛直视,口吐白沫,片刻自醒,醒后又发。其鉴别要点是:子痫是在妇女妊娠期中发生的病证,而且一般先有头晕目眩、下肢水肿等症状。

在中医学的某些书籍中,尚载有"瘛疭"一证,其以抽搐为主症。如《张氏医通·瘛疭》说:"瘛者,筋脉拘急者;疭者,筋脉弛纵也,俗谓之搐。"临床上,本证很少单独出现,多是痉证的表现之一,名异实同。

### 四、辨证

#### (一)辨证要点

##### 1.辨外感与外伤

外感发痉,为风、寒、湿邪壅滞经络,气血运行不畅,筋脉失养所致,故起病多急骤,同时伴见恶寒、发热、脉浮等外感表证;内伤发痉,系因久病体虚,气血耗伤,或产后血亏,或误下、误汗,痰瘀内阻所致,病多渐起,病情缓慢,可同时兼有内伤之证。

##### 2.辨刚痉与柔痉

刚痉和柔痉均为外感痉证,区分的依据主要根据其感受外邪之偏盛及有无汗出而定。刚痉者,以感受寒邪为主,临床症状以发热、恶寒、无汗、脉浮紧表实证为主;柔痉者,则以感受风邪偏重,兼见发热、不恶寒、汗出、脉沉细而迟等表虚证。

##### 3.辨虚证与实证

从病情分辨,如见四肢抽搐有力、牙关紧闭、谵语昏狂、舌红、脉弦数等症者为实证;若手足蠕动、神昏气竭、脉细数或虚而无力,为虚证。从病因分辨,外因风、寒、湿邪浸淫筋脉或痰瘀内阻而致痉者,多为实证:因耗伤津液,损伤气血而致不能荣养筋脉者为虚证。从病机分辨,太阳刚痉为表实证,太阳柔痉为表虚证。

##### 4.辨血虚与血瘀

血虚和血瘀同为痉证的致病因素,但有本质区别。因血虚不能濡养筋脉而致痉者,多见于体质虚弱,并常见头昏目眩、唇甲淡白、面色无华、手足麻木等症;血瘀致痉者,多见于病前有剧烈头痛,痛如锥刺,且痛处固定不移,常兼见肌肤粗糙、舌质紫暗、边有瘀点等症。

#### (二)辨证候

对于痉证的辨证分型,历代医家各抒己见,论述颇多,至清代,吴鞠通把痉证分为寒痉、风温痉、温热痉、暑痉、燥痉、湿痉、内伤饮食痉、客忤痉和本脏百病痉几种，似可认为是从《黄帝内经》《金匮要略》以来，对痉证一认较全面的概括。临床主要分为外感与内伤两大类，再根据其病邪及脏腑病变予以区分，分述如下。

1.外感痉证

（1）寒邪外侵证：四肢挛急抽搐，口噤不得语，项背强直，角弓反张，伴有发热，恶寒，头痛，无汗，舌苔薄白，脉浮紧。

病机：寒为阴邪，易伤阳气，经脉为寒邪所客，气血运行迟缓，泣而不行，筋脉失去荣养而见项背强直，四肢抽搐，甚至角弓反张；寒性凝滞，脑络为之闭阻，脑气不通，故而头痛；寒主收引，故见四肢挛急，口噤不开而不得言语，毛窍腠理闭塞，卫阳被郁不得宣泄，故见发热，恶寒，无汗；舌苔薄白，脉浮紧，均为寒邪外束之表实证象。

（2）风邪外侵证：颈部牵掣或突发角弓反张，全身筋脉频繁抽搐，甚至口噤，伴有发热，不恶寒或微恶寒，汗出，头项强痛，舌苔薄白，脉沉细而迟。

病机：风为阳邪，其性开泄，致使汗出津伤，筋脉失去濡养；风性向上，易袭阳位，头为诸阳之会，可见头项强痛，颈部牵掣；风性主动，故全身筋脉抽搐频繁，甚至口噤，角弓反张；风邪袭表，营卫不和，犯表而使腠理开泄，故见发热汗出而不恶寒之表证；然其脉反沉细而迟，此乃风邪淫于外而津液伤于内之故也。

（3）湿邪外侵证：项背强直，不易转侧，或见角弓反张，肢体沉重，筋脉拘急难举，甚至口噤，伴头昏头痛，其痛如裹，发热不高，恶寒较轻，舌苔白腻，脉浮缓濡。

病机：经曰。诸痉项强，皆属于湿。湿性重着，其性黏滞；犯表入隧，阻于经络，气血难以运行，筋脉失其所养，故项背强直，筋脉拘急；湿性重着，故项强难以转侧，四肢沉重难举；湿邪袭卫，营卫不和，然湿为阴邪，故虽发热恶寒并见，但均不明显；湿为阴邪，阻碍气机，故头痛如裹；苔白腻，脉浮缓濡，均为湿邪束表之候。

2.内伤痉证

（1）阳明燥结证：项背强急，肌肤燥热，手足挛急，甚至口噤，唇燥起皱，角弓反张，伴壮热，大渴不止，烦躁不安，腹部胀满，大便秘结，舌质红，苔黄糙，脉见洪数欠畅。

病机：阳明为多气多血之经，邪热不解，传入阳明，邪热郁蒸，故发壮热；火热伤津，故见渴饮；阴津大伤，筋脉失养，致使项背强急，手足挛缩；肌肤燥热则是阳明燥结之征，此乃"燥胜则干"之故；腑气不通，故腹胀而便秘干结；脑神失之濡养又被燥邪所扰，故烦躁不安；舌质红，苔黄糙，脉洪数欠畅，均为燥结阳明之征象。

（2）肝热风动证：目斜上视，口噤龄齿，手足躁动，甚至项背强急，角弓反张，四肢抽搐,伴高热,额顶胀痛,急躁易怒,舌绛少苔,脉弦数。

病机:肝经热盛,热极生风,风动则木摇,筋为肝所主,今风阳妄动又系肝热灼津,故见口噤齘齿,手足躁动,甚则项背强急,角弓反张;两目为肝之外窍,额顶为肝经所主,风火相煽,上扰头目脑神,故见高热,额顶胀痛,目斜上视,急躁易怒;肝体阴而用阳,肝热耗损肝阴,故见舌绛少苔;脉来弦数则为肝经热盛之候。

(3)心营热盛证:高热不退,神志昏愦,谵语不止,项背强直,四肢抽搐,甚至口噤,角弓反张,舌质红绛,脉细数。

病机:邪热内陷心营,热扰脑神,故见高热神昏,谵语不止;筋脉因热邪伤津耗液而失之濡养,故见项背强急,四肢抽动,甚至口噤,角弓反张;舌为心之苗,脉为心所主,心阴耗伤,故见舌质红绛,脉呈细数。

(4)气血亏虚证:项背强急,四肢抽搐,但见抽动频幅较小,频率亦缓,可有口噤,兼见头目昏眩,神疲乏力,少气懒言,自汗津津,面色苍白,唇甲无华,舌质淡红,脉象弦细。

病机:因素体虚弱,或失血,汗下太过后,气血两虚,不能荣养筋脉,故而项背强急,四肢抽搐,或见口噤;但因气血已耗,又无燥热之邪,故抽搐频率缓,频幅小,与实证有异;血虚不能上奉于脑,髓海空虚,故头目昏眩;气血不足,不能充养人体,故见神疲乏力,少气懒言;气虚外卫不固而自汗津津;血虚不荣,故面色苍白,唇甲无华;舌质淡红,脉弦细,均为气血亏虚之征。

(5)痰瘀内阻证:头痛昏蒙或刺痛,痛有定处,痛如锥刺,项背强急,四肢抽搐,甚至角弓反张,伴有胸脘满闷,呕恶痰涎,舌质紫暗,边有瘀斑,舌苔白腻,脉细涩或滑。

病机:瘀血、痰浊阻于头部,上蒙清窍,经络阻塞,清阳不升,故见头痛昏蒙或刺痛;痛有定处为瘀血之特征;痰浊阻滞胸脘,故胸脘满闷,呕恶痰涎;痰瘀阻滞经脉,气血通行受阻,筋脉失养,故项背强直,四肢抽搐;舌质紫暗,舌苔白腻,脉滑或细涩,均为痰湿内阻之象。

## 五、治疗

### (一)治疗要点

痉证主要分外感致痉和内伤致痉两大方面,因此在治疗前须分清孰内孰外。外感致痉者,当以祛邪为主,宜祛风、散寒、除湿;内伤致痉者,多扶正为主,宜益气温阳,滋阴养血,化痰通络。

痉证是由多种原因引起,通常在治疗时,只要审证求因,消除致痉因素,从本论治,则痉证自然缓解。但痉证病发突然,抽搐明显,患者十分痛苦,或当病证出现危候时,则宜急则治其标,首选解痉定搐之药控制症状,然后再缓图其本,临床上一般以标本兼顾之法为常用。

**(二)分证论治**

**1.寒邪外侵证**

治法:散寒解肌,和营柔脉。

方药:葛根汤加减。本方祛风散寒,发汗而不伤津液,散中有收,刚中有柔,切合病机,故为治疗刚痉之主方。

药用葛根为君,既可发汗解表以祛外邪,又能升脾胃清阳而输布津液,且能生津养液而濡养筋脉,诚为祛风解痉之要药。表实寒重,故以麻黄为臣加强散寒解表之力,佐以桂枝,不仅配麻黄以发汗,尤可调和营卫,使邪气一去,表气自和;为恐过汗伤津,故又佐以芍药甘酸敛阴和营,既缓发汗之力,更能荣筋缓急,与桂枝相配,调和营卫功能益著;生姜、大枣调脾胃,和众药。

若风寒痹阻经脉,周身酸楚疼痛,加秦艽、羌活通络止痛;风邪上扰,头痛甚者,可加川芎、僵蚕息风止痛。

**2.风邪外侵证**

治法:祛风和营,养津舒筋。

方药:瓜蒌桂枝汤加减。本方调和营卫,润燥柔筋,为治疗柔痉之主方。

药用天花粉、桂枝、白芍、生姜、大枣、甘草,本方即桂枝汤加天花粉而成。缘于风邪外客,营卫失和,以桂枝汤治之甚为合拍,然纵观颈项强急,全身筋脉拘挛之症,是为风邪外袭,经络受阻,复因表虚有汗,阴津有损,筋脉不得濡润之故,此又非桂枝汤所胜任,故而方中加入天花粉,并以此为主药,既能润燥生津,又善通行经络,故成无己称,"加之则津液通行。"

若风邪较甚,可酌加防风以加强祛风之力;若抽搐频繁不止,可加僵蚕、全蝎以息风定痉。

**3.湿邪致痉证**

治法:祛湿和营,通经柔脉。

方药:羌活胜湿汤。本方祛风散寒,燥湿和营,用于湿邪在表,项背强直,肢体酸重,苔腻,脉浮者。

药用羌、独二活为君,羌活入太阳经,主祛上部之风湿,《日华子本草》谓其"治筋骨拘挛",独活祛下部之风湿,二者合用,能散周身之风湿,舒利筋脉而通气血;以防风、藁本为臣,祛太阳经风湿,且止头痛;川芎为血中之气药,通利血气,亦能祛风止痛;甘草调和诸药为使。

若湿邪偏甚,下肢水肿者,可加车前草、木通以渗其湿;若湿邪郁遏,渐趋化热,当加薏苡仁、威灵仙以健脾清热,利湿通络。

4.阳明燥结证

治法:清火泻热,增液养筋。

方药:增液承气汤加减。本方滋阴润燥通便,用于高热、神昏、项背强直,甚至角弓反张、腹胀、便秘、苔黄腻而干、脉弦数者。

药用玄参、麦冬、生地黄为主滋阴增液,使阴液平复,润燥滑肠;大黄、芒硝泻热通下,软坚润燥,是以祛邪热而不伤阴液,津液来复则痉证得以缓解。

若见烦躁不安甚者,可加黄连、栀子以清其热;若腹部胀满痛甚者,酌加枳实、厚朴以加强通腑之力。

5.肝热风动证

治法:清热凉肝,息风镇痉。

方药:羚角钩藤汤。本方凉肝息风,清热透窍,用于高热、抽搐、神志昏迷、角弓反张、舌质红绛、苔黄燥、脉滑数者。

药用羚羊角、钩藤为君药,凉肝息风,清热解痉;取菊花、桑叶为臣,以加强息风之效;用生地黄、白芍养阴增液,以补热灼耗伤之阴液,以柔肝舒筋;基于热邪可灼津为痰,故用鲜竹茹、浙贝母清化热痰,以杜痰蒙脑窍之患,以茯神宁脑安神为佐,均为清脑宁神所设;生草调和诸药为使,与白芍相配,则甘酸化阴,可舒筋缓急。

若肝阳上亢,可酌加石决明、龙骨、牡蛎潜镇宁脑;若兼口苦,可加龙胆草以泻肝热。

6.心营热盛证

治法:清心凉营,开窍止痉。

方药:以清营汤为主方送服安宫牛黄丸。清营汤清热凉血,可使火热入营之邪,透出气分而解,为治邪热内传营阴之证之主方。安宫牛黄丸专为热邪内陷心包,痰热壅闭脑窍而设,为清热开窍之重要方剂,与清营汤相配更加强开窍镇痉之功效。其中清营汤以清热凉血,气血两清为主;安宫牛黄丸重在清热开窍,化痰息风。

药用犀角(用代用品)咸寒,生地黄甘寒,以清营凉血为君,此为遵"热淫于内,治以咸寒,佐以甘苦"之经旨所配。元参、麦冬配生地黄养阴增液清热为臣,佐以金银花、连翘心、黄连、竹叶心清心经之热毒以透邪热,使入营之邪,透出气分而解。热入营血,瘀热相结,故配丹参活血以消瘀热。送服安宫牛黄丸清热开窍,凉血息风。

若见大便秘结者,可酌加大黄以引热势下趋;心经热甚者,可加栀子以清心解毒。

7.气血亏虚证

治法:养血益气,柔筋缓痉。

方药:八珍汤加减。本方气血双补,滋液息风,用于项背强急,四肢抽搐,神疲乏力,少气懒言,面色苍白,唇甲无华,舌质淡红,脉象弦细者。

药用当归补血活血,人参大补元气,健脾养胃,为君药。熟地以补血为主,川芎入血分,理血中之气,芍药敛阴养血,白术健脾益气燥湿,茯苓甘淡渗湿健脾,炙甘草甘温调中,共为辅佐药。诸药配合,使血得气之助而充盈,气得血滋助更旺盛,共收气血双补之功。为解除患者抽搐之苦,可酌加钩藤、天麻等药以加强息风定痉之力。

若气血不畅,手足麻木,酌加鸡血藤、路路通活血通络;若脾失健运,食欲缺乏食少,加陈皮、炒谷麦芽。

8.痰瘀内阻证

治法:导痰化瘀,通窍止痉。

方药:导痰汤合通窍活血汤加减。导痰汤健脾燥湿,化痰开窍,用于头痛昏蒙,项背强急,四肢抽搐,甚至角弓反张,伴有胸脘满闷,呕恶痰涎,舌苔白腻,脉细滑者。通窍活血汤活血通络,祛瘀开窍,用于头痛如刺,痛有定处,痛如锥刺,项背强急,四肢抽搐,甚至角弓反张,舌质紫暗,边有瘀斑,脉细涩者。两方均以祛邪开窍为主,但前者之治重在痰浊壅盛,病在气分;后者重在瘀血阻窍,病在血分。

药用半夏性温,健脾化痰祛湿,赤芍活血化瘀,共为导痰化瘀之主药。佐以橘红理气化痰,使气顺而痰消。茯苓健脾渗湿,湿去脾旺,痰无由生。胆星化痰镇惊,主治四肢抽搐。川芎、桃仁、红花活血化瘀而养血。甘草调和诸药。

若寒痰壅盛可加姜汁,火痰加青黛,燥痰加瓜蒌、杏仁,老痰加海浮石;若兼有气滞,胸闷腹胀者,可加制香附、陈皮、路路通。

**(三)单方验方**

(1)蚯蚓5~10条,洗净捣烂,白糖浸泡,取糖水内服,有退热止痉之功。

(2)蜈蚣(或全蝎)3~5条,煎服,可止痉。

(3)取活蚌一个,银簪脚拨开,滴入姜汁,将蚌仰天片刻,即有水出,用瓷杯盛之,隔汤炖熟,灌下可止痉。

(4)荆芥穗不拘多少,微炒为末,每服 9～15 g,以大豆黄卷炒,以热酒汰之,去豆黄卷,用汁调下,治新产血虚发痉,汗后中风,其效如神,方名卿举古拜散。

(5)伸筋草、透骨草各 30 g,干姜数片,煎水,熏蒸及浸泡,治肢体挛缩。

(6)清热镇痉散:羚羊角 30 g,白僵蚕 24 g,蝎尾 18 g,蜈蚣、雄黄、琥珀、天竺黄各 12 g,朱砂、牛黄各 6 g,麝香 2 g,共研细末。每次服 3 g。对温热内闭、神昏谵语、颈项强直、牙关紧闭、手足抽搐等症有效。

(7)生槐枝 25 g,蝉蜕 15 g,金银花 30 g,钩藤 15 g,金刚藤 60 g,水煎服,每天 3 次。

(8)以井底泥敷上腹部,磨羚羊角冲服止痉散或紫雪丹等,治疗高热抽搐。

(9)白虎汤加蜈蚣,有学者用以治小儿温病发痉。兼惊者加朱砂、铁锈水、生龙骨、生牡蛎等;热者加羚羊角、青黛;痰盛者加菖蒲、胆南星;有风者加全蝎、僵蚕。

(10)防风当归饮:治发汗过多,发热头摇,口噤反张,具祛风养血之功。药用防风、当归、川芎、生地黄等分,水煎服。

**(四)中成药**

1.牛黄清热散

功能与主治:清热镇惊。用于温邪入里引起高热惊厥,四肢抽动,烦躁不安,痰浊壅塞等症。

用法与用量:口服,一次 1.5 g,一天 3 次,小儿酌减。

2.万氏牛黄清心丸

功能与主治:清热解毒,豁痰开窍,镇惊安神。用于邪热内闭,烦躁不安,四肢抽搐,神昏谵语,小儿高热惊厥。

用法与用量:口服,一次 1 丸,一天 2～3 次。

注意事项:孕妇慎服。感冒发热等表证未解时不宜用,以防引表邪内陷。

3.紫雪丹

功能与主治:清热解毒,镇痉开窍。主治温热病之神昏谵语,高热抽搐。

用法与用量:口服,一次 1 瓶,一天 1～2 次。

4.安脑丸

功能与主治:醒脑安神,清热解毒,镇痉息风。主治实热所致的高热神昏,头痛眩晕,抽搐痉厥,中风窍闭。

用法与用量:口服,一次 1～2 丸,一天 2 次,小儿酌减。

5.力应锭

功能与主治:清热化痰,镇惊开窍。主治惊风,昏迷,痰多气急,烦躁。

用法与用量:口服,一次 2～4 粒,一天 1～2 次,3 岁以内酌减,孕妇忌服。

6.羚羊散

功能与主治:平肝息风,清热解毒,镇惊安神。用于热病高热,神昏,谵语,头痛眩晕。

用法与用量:散剂。口服,一次 0.6～1.0 g,一天 2 次。

7.清热镇惊散

功能与主治:清热解痉,镇惊息风。用于高热急惊,烦躁不安,气促痰滞,手足抽搐。

用法与用量:散剂。口服,一次 1 g,一天 2 次。

8.牛黄宁宫片

功能与主治:清热解毒,镇静安神,息风止惊。用于高热昏迷,惊风抽搐,及头痛,眩晕,失眠等症。

用法与用量:片剂。口服,一次 6 片,一天 3 次。

9.抗热镇痉丸

功能与主治:清心涤痰,凉营息风。用于湿温暑疫,高热不退,惊厥昏狂,谵语发狂。

用法与用量:蜜丸。口服,一次 1 丸,一天 2 次,用温开水化服。

10.解毒清心丸

功能与主治:清热解毒凉血,化浊开窍。用于瘟疫热邪引起的高热不退,惊厥神昏,谵语发狂,口糜咽烂及斑疹毒盛等症。

用法与用量:糊丸。口服,一次 3 g,一天 2 次,3 岁以下小儿酌减。

(五)其他疗法

1.针灸疗法

止痉可针刺人中、涌泉、十宣、大椎、合谷、阳陵泉等穴,强刺激。热盛发痉取穴大椎、阳陵泉,俱用泻法,留针;少商、委中,均以三棱针刺血。血虚致痉取穴命门、肝俞、脾俞,用补法,风府、后溪,宜用泻法。热入营血者取穴曲泽、劳宫、委中、十宣、行间,热甚者配大椎,神昏者配水沟,以毫针刺,用泻法,或在十宣穴上放血。

2.外治疗法

(1)南星、半夏、地龙,三药共为细末,用姜汁、薄荷汁调搽劳宫、委中、涌泉穴。

（2）雄黄 15 g，巴豆（不去油）15 g，砂仁 1.5 g，五灵脂 9 g，银砂 4.5 g，蓖麻油 1.5 g，蜜香 0.9 g，诸药为粉，以油脂调膏，名曰"吕祖一枝梅"。将药膏做成豆大饼状，外敷在前额、印堂穴处，并记载所需时间，大抵为一炷香，同时观察贴药处情况。若有红斑晕色，肿起飞散现象，为"红霞捧飞"，为好现象，示预后良好；若该处不红肿，为"白云漫野"，示预后不良。成人每次可用 3.0～4.5 g。一般 1 次即可，如 1 次不愈，可 2～3 次，无效不可再敷。

# 第四节　麻　　木

麻木是指肌肤、肢体发麻，甚或全然不知痛痒的一类疾病。多因气虚失运、血虚不荣、风湿痹阻、痰瘀阻滞所致。

现代医学中的多种结缔组织病，如类风湿关节炎、结节性多动脉炎、硬皮病以及营养障碍性疾病，如脚气病等均可参照本节内容辨证治疗。

## 一、病因病机

麻木一证属气血的病变。临床上常见正虚邪实、虚实夹杂的复杂病理变化。

### （一）气虚失运

饮食劳倦，损伤中气；或房事不节，精亏气少均可引起气虚。气虚则卫外失固易致邪侵，气虚则无力推动血的运行，经脉、肌肤得不到气血的温煦与濡养，所以出现麻木的症状。

### （二）血虚不荣

素体血虚，或产后、病中失血伤津，或久病慢性失血，是引起血虚的直接原因。血虚则经脉空虚，皮毛肌肉失养，因而出现麻木感。由于气血相依，血虚则气无所附，气伤则血耗，故常见气血两虚之证。

### （三）风湿痹阻

风寒湿邪，乘人体卫表空虚入侵，客于肌表经脉，使气血运行受阻，而为疼痛、麻木、重着等症。

风性善行，最易耗伤人体气血，湿邪黏滞缠绵，易于影响气血的流通，故有

"风麻湿木"之说。

而寒邪其性阴凝,最易伤人阳气,阳气至虚之处,正为寒湿盘踞之所,风寒湿邪合而为痹,留恋不解,其始以疼痛为主,久则因病邪阻遏,气血失运,以麻木不仁为其主要临床表现。

### (四)痰瘀阻滞

痰瘀既成,往往胶结一处,留于经隧、关节,阻遏气血流通,而为久麻久木。二者之中,尤以痰的变化为多,痰浊与外风相合,即为风痰;久停不去,深入骨骱,即为顽痰;蓄而化火,即为痰热或痰火。

总之,麻木一证,以气血亏虚为本,风寒湿邪及痰、瘀为标。麻木的病因虽有多端,而其病机皆为气血不能正常运行流通,以致皮肉经脉失养所致。

## 二、诊断与鉴别诊断

麻指皮肤、肌肉发麻,其状非痒非痛,如同虫蚁乱行其中;木,指肌肤木然,顽而不知。二者常同时并见,故合称麻木。

麻木一般多发生于四肢,或手指、足趾,亦有仅见于面部一侧或舌根等部位者。临床上根据以上发病特点,不难做出诊断。

## 三、辨证要点

### (一)辨虚实

新病多实,久病多虚。麻木实证多由外感风寒湿邪或在里之湿痰瘀血阻闭经脉气血引起;虚证多属气虚或血虚,或气血两虚。

但气虚不仅可导致血虚,而且往往又是形成痰瘀的原因。

### (二)辨病情轻重

麻木虽为一证,而二者又存在一定的区别。

麻是指发麻感,局部尚有一定知觉;木则是局部失去知觉。故麻轻而木重,麻为木之渐,木为麻之甚。

在病理上,麻多属气病,气虚为本,风痰为标;木则多为气病及血,而且多夹湿痰死血。

### (三)辨发病部位

麻木在上肢者多属风湿,或气虚夹痰;在下肢者,以寒湿、湿热为多见。两脚麻木,局部灼热肿胀者,多属湿热下注。

头面发麻或木然不知痛痒,多为气血亏虚,风邪乘之,常兼见口眼㖞斜,面部一侧抽搐的症状。

指端麻木,多为经气全虚,内风夹痰。口舌麻木,多属痰浊阻于络脉。浑身麻木,多为营分阻滞,卫气不行。

### 四、证候分类

#### (一)气虚失运

1.症状

手足发麻,犹如虫行,面色㿠白,自汗畏风,短气乏力,倦怠嗜卧,懒于行动,语言无力,易于感冒,食少,大便稀溏或先干后溏,次数增多,舌质淡,舌体胖大,边有齿痕,苔薄白,脉弱。

2.病机分析

气为血之帅,气虚则鼓动无力,血涩不利,而为麻木;四肢为诸阳之本,故多见于四肢。面色㿠白,形体虚胖,是气虚的特点;倦怠乏力、嗜卧、自汗畏风、食少、便溏,均为脾肺气虚之象。

气虚则卫外功能减弱,所以易致外邪入侵;又因其无力推动血液运行,运化水湿,血留为瘀,湿聚为痰,所以气虚而兼痰、兼瘀者亦复不少。

#### (二)血虚不荣

1.症状

手足麻木,形瘦色苍,面唇淡白无华,眩晕,心悸,失眠,爪甲不荣,舌质淡,脉细。

2.病机分析

血虚则无以滋养头目,上荣于面,故见眩晕、面唇淡白无华;血不荣心,则心悸失眠;经脉失于濡养,故爪甲不荣,手足发麻。

#### (三)风湿痹阻

1.症状

长期渐进性肢体关节肌肉疼痛,麻木,重着,遇阴天雨湿而加剧,或呈发作性剧痛,局部多喜暖恶寒。其病久入深者,往往表现为关节不利,麻木不仁,而疼痛反不剧烈,甚至不痛。其舌质多淡,苔薄白或白腻,脉沉迟,亦有风寒湿邪郁久化热或湿热入络而局部肿胀、灼热、疼痛、麻木者,舌质多红,舌苔黄腻,脉细数或滑数。

2.病机分析

风寒湿合邪,阻闭营卫,气血不得正常的流通敷布,所以出现疼痛、麻木、重看等症状。病久入深，外邪与痰瘀胶结，营卫之行愈涩，故麻木疼痛兼见，或以麻木为主。风寒湿邪郁久化热，或湿热相合，流于经隧，则见麻木、疼痛、肿胀、灼热等症。

**(四)痰瘀阻滞**

1.症状

麻木日久，或固定一处，或全然不知痛痒，舌上有瘀斑，舌苔或滑或腻，脉沉滑或沉涩。

2.病机分析

麻木日久，木重于麻者，多属湿痰瘀血，胶着一处，使营卫之气，不得宣行所致。

若伴见乏力、少气、自汗、畏风等症，为气虚兼瘀兼痰；伴见头目眩晕，心悸失眠，脉细涩，为血虚而兼瘀兼痰。

心主血，开窍于舌，故瘀血为病，舌上多见紫黯之瘀斑瘀点，脉象沉涩；舌苔滑腻，脉沉滑，则多为风痰或湿痰内阻之象。

**五、治疗**

**(一)治疗原则**

麻木以气血的病变为主，多属虚证或虚中夹实证，故其治疗，应以调补气血、助卫和营为主。但由于麻木与外邪、瘀血、痰湿有关，特别是久麻久木，不知痛痒者，多属因虚而致实，前人已明确指出是湿痰瘀血为患，有形之邪，阻于经隧，故又当以疏通为先，待邪有消退之机，气血渐趋流通之时，再施调补为宜。正虚邪实，则补泻合剂，相机而施。

总之，在治疗上应注意区分新久虚实、标本缓急，全面考虑，根据具体的情况拟定治则，不可拘于一法一方。

**(二)治法方药**

1.气虚失运

治法：补气实卫。

方药：补中益气汤加减。此方有补气升清之功，气壮则血行，麻木可瘥。但方中参、芪需重用，其效始著。

黄芪益气汤系此方加黄檗、红花而成，一则抑降阴火，一则活血散瘀，用于气虚麻木亦很合拍。

阳虚者,可用补中益气汤加桂枝、制附片以振奋阳气。脾虚湿盛,食少便溏,两腿沉重麻木,用除湿补气汤以升阳益气除湿。夏月手指麻木,四肢乏力,困倦嗜卧,用人参益气汤。

气虚兼痰者,一般用补中益气汤合二陈汤。若痰盛,可先用青州白丸子或止麻清痰饮;不效,可酌用礞石滚痰丸、控涎丹加桃仁、红花以祛风痰,通经络,待痰去十之六七,再用补中益气汤加减调补。

气虚兼瘀,常用黄芪赤风汤、补阳还五汤等以补气行血。

**2.血虚不荣**

治法:养血和营。

方药:四物汤加减。可加丹参、秦艽、红花、鸡血藤等以增强活血通络作用。

血虚液燥,加首乌、枸杞子、沙苑子、熟地黄。病在手,加桑枝、蒺藜;病在足,加牛膝、木瓜。

血虚而风寒袭之,手足麻木疼痛者,可用当归四逆汤或桂枝汤加当归、红花温经活血;血虚而兼风湿,治宜神应养真丹。

木重于麻,在病之早期多为阳气衰微,不能鼓动血藏运行,可在益气养血和血方中加桂枝、附子通阳开痹,振奋阳气,脾气旺血行,而麻木自已。

一般气血两虚的麻木,用黄芪桂枝五物汤。方中黄芪补气益卫,桂、芍和营,姜枣斡旋脾胃之气以发挥药力。

兼肝肾不足者,酌加养血息风之品如枸杞子、白蒺藜、沙苑子、天麻之类,并兼用丹参、鸡血藤、红花、五加皮等以活血通络,对阴虚风动所引起的麻木,应以滋养肝肾治其本,平肝息风、通络化痰治其标,常用天麻钩藤饮、镇肝息风汤等方,加豨莶草、老鹳草、桑枝、地龙通络,痰盛者合二陈汤加竹沥、远志、石菖蒲。待火降风息,则以填补为主常用地黄饮子、四斤丸、虎潜丸。形丰多痰者,参用健中化痰之剂。

中年以上,形体丰盛之人,如见中指、食指发麻,多为中风先兆,不可滥用祛风发表,以免损伤真气可用桑枝膏丸,滋养肝肾,活血通络。

**3.风湿痹阻**

治法:祛风通络。

方药:初期常选蠲痹汤加减。方中羌活、独活、桂枝、秦艽、海风藤、桑枝,既祛风湿又兼通络之长;当归、川芎活血;木香、乳香调气;甘草调和诸药。

偏风者加防风;偏寒者加制川乌;偏湿者,加防己、薏苡仁、苍术。病在上胶加姜黄、威灵仙;病在下肢加牛膝、续断、五加皮、木瓜。风寒湿痹,并可配合服用大、小活络丹。湿热痹则以清利湿热为主,佐以通络,常用三妙丸加萆薢、地龙、乳香、豨莶草、鸡血藤、海风藤、姜黄、防己之类。病邪去,营卫复,则麻木自愈。

痹病日久,肝肾、气血、阴阳俱虚,症见麻木疼痛,活动障碍,常用独活寄生汤加减。方中人参、茯苓、甘草、地黄、芍药、当归、川芎双补气血;桑寄生、杜仲、牛膝补肝肾、壮筋骨;独活、细辛、防风祛风湿;合为养正固本、兼祛风湿之良方。《三因方》之胜骏丸,亦有扶正祛邪之功,可以选用。

湿热羁留不去,久而伤阴,症见局部灼热、肿胀、活动不利,用三妙丸合四物汤,加地龙、蚕沙、木瓜、僵蚕、鸡血藤、防己之类,继用虎潜丸。湿热甚者,忌用参、芪之类甘温补气药。

4.痰瘀阻滞

治法:化痰行瘀。

方药:双合汤加减。方中桃红四物汤活血祛瘀,二陈汤合白芥子、竹沥、姜汁涤痰通络。但瘀痰亦可有偏盛,治疗上各有侧重。

偏痰者,用二陈汤加苍白术、桃仁、红花,少加附子以引经;偏瘀者,用四物汤加陈皮、茯苓、羌活、红花、苏木。瘀血阻痹经络隧道,可用身痛逐瘀汤。方中桃仁、红花、当归、川芎活血祛瘀;没药、五灵脂、香附行血疏肝;羌活、防风、牛膝、地龙,祛风湿、通经络。

湿热偏重者,加苍术、黄檗燥湿清热;气虚加黄芪。并可适当加用全蝎、地鳖虫、白花蛇等虫类药物搜剔通络,提高疗效。

顽痰结聚,形盛色苍,体壮脉实之人,可用控涎丹加桂枝、姜黄、全蝎、桃仁、红花、姜汁以攻逐之。体虚邪实,不任重剂克伐者,可改用指迷茯苓丸。

口舌麻木,多属痰火,可用止麻消痰饮。方中半夏、茯苓、陈皮、细辛化痰行气;瓜蒌、黄芩、黄连清化热痰;桔梗、枳壳调理气机升降;天麻平肝息风。气虚酌加人参,血虚加当归、白芍。

颜面麻木,多属风痰阻络,常用牵正散加白芷、防风、钩藤、蜈蚣。兼血瘀者合桃红四物汤。兼用外治法:川芎、防风、薄荷、羌活煎汤,用布巾蒙头熏之,一天二三次。

# 第五节　腰　　痛

腰痛是指以腰部一侧或两侧酸楚疼痛为主要症状的病证。腰为肾之府,腰痛与肾的关系最为密切。

西医学的腰椎疾病、腰肌劳损、泌尿系统感染等疾病的过程中出现以腰痛为主症者,可参考本节辨证治疗。

## 一、病因病机

### (一)感受寒湿

由于久居冷湿之地,或涉水冒雨,劳汗当风,衣着湿冷而感受寒湿之邪,致腰腿经脉气血运行不畅而发生疼痛。

### (二)感受湿热

感受湿热之邪,或寒湿内蕴日久郁而化热,湿热阻遏经脉气血运行,引起腰痛。

### (三)跌仆外伤

跌仆闪挫,或体位不正,用力不当,导致经络气血阻滞不通,瘀血留着而腰痛。

### (四)肾亏体虚

先天禀赋不足,或久病失治,或年老体衰,或房劳过度,致肾精亏损,无以濡养经脉筋骨而发生腰痛。

总之,腰痛的病因病机以肾虚为本,感受外邪,跌仆闪挫是标,两者又互为因果。

## 二、辨证论治

腰痛辨证宜先分辨虚实。虚证病情缠绵,反复发作,多由肾虚所致,治宜补肾壮腰;实证多感受外邪,或跌仆闪挫而致,发病急,病程短,治宜祛邪通络为主,佐以补肾。

### (一)寒湿腰痛

1.证候

腰部冷痛重着,转侧不利,静卧痛不减,遇阴雨加重,苔白腻,脉沉。

2.证候分析

寒湿之邪,侵袭腰部,寒性收引,湿性黏滞,痹阻经络,气血运行不畅,故腰部冷痛重着,转侧不利。寒湿为阴邪,得阳运始化,静卧则寒湿邪气更易停滞,故虽卧疼痛不减。潮雨寒冷天气则寒湿更盛,疼痛加剧。苔白腻,脉沉均为寒湿停聚之象。

3.治法

散寒化湿,温经通络。

4.方药

甘姜苓术汤(干姜、甘草、茯苓、白术)加味。若冷痛甚,拘急不舒,可加热附片以温阳祛寒。若痛而沉重,可加苍术以燥湿散邪。若腰痛左右不定,牵引两足,或连肩背,或关节游痛,可加独活、防风、牛膝、桑寄生以祛风补肾通络。

**(二)湿热腰痛**

1.证候

腰部坠胀疼痛,痛处伴有热感,小便短赤,苔黄腻,脉濡数。

2.证候分析

湿热壅于腰部,筋脉弛缓,经气不通,故腰部坠胀疼痛而有热感。湿热下注膀胱,故小便短赤。苔黄腻,脉濡数,均为湿热之象。

3.治法

清热利湿,舒筋止痛。

4.方药

三妙散(苍术、黄檗、牛膝)加味。坠痛明显,可加木瓜、络石藤以加强通络止痛之功;若口渴,小便短赤,可加栀子、泽泻以助清利湿热。

**(三)瘀血腰痛**

1.证候

腰痛如刺,痛有定处,痛处拒按,舌质暗紫,或有瘀斑,脉涩。或有外伤史。

2.证候分析

瘀血阻于腰部经脉,气血运行不畅,故腰痛如刺,痛有定处,痛处拒按。舌质暗紫,或有瘀斑,脉涩,均为瘀血内停征象。

3.治法

活血化瘀,通络止痛。

4.方药

身痛逐瘀汤(秦艽、当归、桃仁、红花、乳香、五灵脂、香附、牛膝、地龙、羌活、甘草、川芎、没药)加减。若腰部重着,宜加独活、狗脊祛风胜湿;若有腰部闪扭病史则加地鳖虫、乳香以增强活血止痛之功。

**(四)肾虚腰痛**

1.证候

腰部以酸软疼痛为主,绵绵不绝,喜温喜按,腿膝无力,遇劳更甚,卧则减轻。偏阳虚者,则少腹拘急,手足不温,少气乏力,舌质淡,脉沉细;偏阴虚者,则五心烦热,失眠,口燥咽干,面色潮红,舌红少苔,脉弦细数。

2.证候分析

腰为肾府,肾主骨髓,肾之精气亏虚,腰脊失养,故见酸软无力,其痛绵绵,喜温喜按;劳则耗气,故遇劳更甚,卧则减轻。肾阳虚衰不能温煦下元,则少腹拘急;不能温养四末,故手足不温。舌淡,脉沉细皆为阳虚有寒之象。肾阴虚则阴津不足,虚火上炎,故五心烦热,失眠,口燥。舌质红少苔,脉弦细数,均为阴虚有热之征。

3.治法

补肾壮腰,偏阳虚者温肾壮腰,偏阴虚者滋补肾阴。

4.方药

偏阳虚者以右归丸(熟地黄、山茱萸、怀山药、枸杞子、菟丝子、杜仲、附子、肉桂、当归、鹿角胶)为主方加减。偏阴虚者以左归丸(熟地黄、山茱萸、怀山药、枸杞子、菟丝子、鹿角胶、龟甲胶、川牛膝)为主方加减。

**三、针灸治疗**

**(一)寒湿腰痛**

可选取肾俞、大肠俞,委中、阿是穴、三阴交、腰阳关穴(灸),宜泻法。每天1~2次。

**(二)湿热腰痛**

可选取阿是穴、肾俞、大肠俞、委中(放血)、三阴交、阳陵泉,用泻法。每天1~2次。

**(三)瘀血腰痛**

可选取阿是穴、肾俞、大肠、委中、人中、昆仑穴,用泻法。每天1~2次。

**(四)肾虚腰痛**

可选取足临泣、肾俞、委中、命门、太溪穴,用补法,可加灸。每天1~2次。

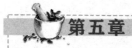

# 第五章

# 肛 肠 疾 病

## 第一节 痔

### 一、概述

痔是肛垫病理性肥大、移位及肛周皮下血管丛血流瘀滞形成的局部团块。属于中医学"痔"的范畴。其临床特点是好发于 20 岁以上成年人,儿童很少发生。内痔好发于截石位 3 点、7 点、11 点处。临床上以便血,痔核脱出,肛门不适,异物感为主要特点。

### 二、病因病机

见图 5-1。

### 三、诊断要点

**(一)痔的分类**

(1)痔分为内痔、外痔、混合痔。

(2)发于肛管齿线以上、直肠末端黏膜下称之为内痔,肛管齿线以下称之为外痔,在同一点位内痔和外痔同时存在则为混合痔。

**(二)诊断要点**

**1.内痔**

(1)临床表现:便血、肛内肿物脱出、疼痛、肛门潮湿、瘙痒、肛门坠胀、便秘。

(2)体征:肛内指诊可触及柔软、表面光滑、无压痛的黏膜隆起,肛门镜下见齿线上黏膜隆起,呈黯紫色或深红色。

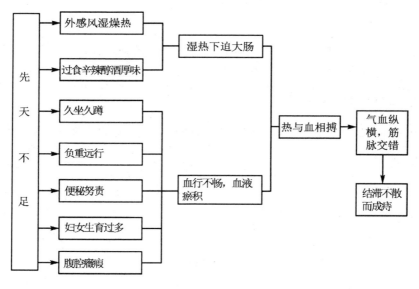

图 5-1 痔的病因病机

（3）内痔分期。

Ⅰ期：便血鲜红，无便后肿物脱出。

Ⅱ期：便血鲜红，便后肿物脱出，可自行回纳。

Ⅲ期：偶有便血，便后或久站、咳嗽、负重时肛内肿物脱出，需手托回纳。

Ⅳ期：偶有便血，肛内肿物脱出不能回纳，发生嵌顿、坏死，疼痛剧烈。

注意事项：结合患者病史、症状、体征可诊断，便血者须行电子肠镜检查，排除肠道其他疾病即可确诊。

2.外痔

（1）临床表现：肛门坠胀、疼痛、有异物感。

（2）体征：暴露肛门可见肛缘赘皮，质地柔软，若感染发炎则红肿，或皮下见血栓形成，若为静脉曲张，则肿物呈黯紫色，腹压增加时，肿物随之增大。

（3）外痔分类。①血栓性外痔：因肛门静脉炎症或用力过猛而致肛门静脉丛破裂血栓形成。肛缘突发青紫色肿块，疼痛剧烈。②结缔组织性外痔：因慢性炎症刺激、反复发作致肛缘局部皮肤纤维化、结缔组织增生，形成皮赘。常表现为肛门异物感，无疼痛、出血。③静脉曲张性外痔：久蹲或吸引时，肛门皮下肿胀，可见曲张静脉团，不能立即消散。④炎性外痔：肛缘皮肤损伤或感染，肛门皮肤皱襞突起，呈红肿热痛表现。

3.混合痔

(1)具有内外痔的临床表现。

(2)体征:可见肛缘外痔增生,对应肛管齿线上黏膜隆起,外痔感染发炎可见红肿,并发血栓可见皮下黯紫色硬块,触痛明显。

### 四、鉴别诊断

应当与直肠息肉、肛乳头肥大、脱肛、直肠癌、下消化道出血、肛裂等相鉴别。

### 五、治疗

#### (一)内痔

1.内治法

(1)风热肠燥证。

大便出血、滴血或喷射状出血,血色鲜红,大便秘结或有肛门瘙痒;舌质红,苔薄黄,脉数。

治法:清热凉血祛风。

代表方:凉血地黄汤加减。

加减法:大便秘结者,加火麻仁、桃仁。

(2)湿热下注证。

便血色鲜红、量较多,肛内肿物外脱,可自行回纳,肛门灼热,重坠不适;苔黄腻,脉弦数。

治法:清热利湿止血。

代表方:脏连丸加减。

加减法:出血多者,加地榆炭、仙鹤草;大便干结者,加枳壳、火麻仁、郁李仁。

(3)气滞血瘀证。

肛内肿物脱出,甚或嵌顿,肛管紧缩,坠胀疼痛,甚则内有血栓形成,肛缘水肿,触痛明显;舌质红,苔白,脉弦细涩。

治法:清热利湿,行气活血。

代表方:止痛如神汤加减。

加减法:气滞甚者,加枳实、厚朴行气通便;瘀甚、脉涩者,加红花;便秘甚者,加生大黄、麻仁、枳实;痛甚者,加羌活、郁李仁;血下多者,加地榆、荆芥穗、槐花。

(4)脾虚气陷证。

肛门松弛,内痔脱出不能自行回纳,需用手还纳。便血色鲜或淡;伴头晕、气短、面色少华、神疲自汗、纳少、便溏等;舌淡,苔薄白,脉细弱。

治法:补中益气,升阳举陷。

代表方:补中益气汤加减。

加减法:血虚者,合四物汤加减。

2.外治法

(1)熏洗法:以药物加水煮沸,先熏后洗,或用毛巾蘸药液做湿热敷,具有活血止痛、收敛消肿等作用,常用五倍子汤、苦参汤等。

(2)外敷法:将药物敷于患处,具有消肿止痛、收敛止血、祛腐生肌等作用。应根据不同症状选用油膏、散剂,如消痔膏、五倍子散等。

(3)塞药法:将药物制成栓剂,塞入肛内,具有消肿、止痛、止血等作用,如痔疮栓。

3.其他疗法

(1)注射疗法:硬化萎缩注射法、消痔灵注射法。适用于Ⅰ期、Ⅱ期、Ⅲ期内痔,内痔兼贫血者,混合痔的内痔部分。

(2)结扎疗法:贯穿结扎法适用于Ⅱ期、Ⅲ期内痔及混合痔的内痔部分,对纤维型内痔更为适宜;胶圈套扎法适用于Ⅱ期、Ⅲ期内痔及混合痔的内痔部分。

(3)吻合器痔上黏膜环切钉合术(PPH术):适用于Ⅱ期、Ⅲ期环形内痔及混合痔的内痔部分。

(4)多普勒超声引导下痔动脉结扎术(DG-HAL术):适用于Ⅰ期、Ⅱ期、Ⅲ期内痔及混合痔的内痔部分。

(5)选择性痔上黏膜钉合术(TST术):适用于Ⅰ期、Ⅱ期、Ⅲ期内痔及混合痔的内痔部分。

(二)外痔

1.内治法

(1)湿热下注证。

便后肛缘肿物隆起不缩小,坠胀明显,甚则灼热疼痛;便秘溲赤;舌红,苔黄腻,脉滑数。

治法:清热利湿,活血散瘀。

代表方:萆薢化毒汤合活血散瘀汤加减。

加减法:大便秘结者,加润肠汤。

(2)血热瘀结证。

肛缘肿物隆起,其色紫黯,疼痛剧烈难忍,肛门坠胀;伴口渴便秘;舌紫,苔薄黄,脉弦涩。

治法:清热凉血,散瘀消肿。

代表方:凉血地黄汤合活血散瘀汤加减。

加减法:气滞甚者,加枳实、厚朴行气通便;便秘甚者,加生大黄、麻仁、枳实;痛甚者,加羌活、郁李仁。

2.外治法

肿胀疼痛者,可用苦参汤加减熏洗、外敷黄连膏等。

3.其他疗法

必要时行外痔切除术或血栓剥离术。

**(三)混合痔**

1.内治法

参考本节前述内痔疗法。

2.外治法

参考本节前述外痔疗法。

3.其他疗法

必要时行外痔剥离、内痔结扎术。

## 六、注意事项

(1)每天定时排便,防止便秘,蹲厕时间不宜过长。

(2)多食蔬菜水果,少食辛辣食物。

(3)避免久坐久站,进行适当的运动。

(4)发病后及时治疗。

(5)注意肛门清洁,避免感染。

## 七、西医治疗

**(一)内痔**

内痔治疗,有 3 种方法:包括姑息对症疗法、注射疗法和手术切除疗法。

1.姑息对症疗法

包括调理大便、防止发生便秘、保持肛门部清洁,口服痔根断、消脱痔等,外用马应龙痔疮膏,但只能减轻症状,不能根治。

2.注射疗法

(1)患者取侧卧位或截石位。肛门部用碘酒、酒精常规消毒。Ⅰ期、Ⅱ期内痔不用局麻,Ⅲ期内痔和轻度环状静脉曲张型的混合痔,应做肛门周围局麻。这可使肛门括约肌松弛,充分暴露病变部位和减轻治疗后肛门的坠胀感。

(2)放入肛门镜,用75%乙醇消毒肛管及痔黏膜。取 10 mL 注射器,吸取 1%利多卡因,或 1%普鲁卡因与消痔灵配成的 1∶1.5～2 的稀释液 10 mL,接 5 号注射针,于右前、右后、左侧(相当于截石位 3、7、11 点),按 4 步注射法注射,即:

第一步,用左示指在痔块上方摸清直肠上动脉(上痔动脉)的搏动,即在动脉附近的直肠黏膜下层,注入稀释液 2～3 mL。这样可以造成动脉炎症性栓塞,并避免组织坏死后出血。若内痔上摸不到动脉搏动,也应在相当于动脉部位作注射点,注射稀释液 2～3 mL。

第二步,于痔块中点做黏膜下层痔组织注射。在痔块中部进针到肌层,有肌性抵抗后抽吸注射器无血(不要刺入痔块内),边退针边注射,将药液以扇形注射到黏膜下层的痔血管丛中。注入药液以痔块呈弥漫性肿胀为度,每个痔块注药 3～6 mL。

第三步,当直肠黏膜下层(第二步)注射完后,将针微退至黏膜固有层。在针缓缓退出时,往往有一落空感,这落空感表示针尖已退到黏膜肌层上方,即黏膜固有层。注入药液 2 mL。这时可见黏膜呈水疱状,并可见到黏膜表面的微细血管,证明注射层次适当。

第四步,在齿状线上 0.1 cm,痔块下方进针,针尖穿入痔块的斜上方,做扇形注射,一般注药 1～3 mL。

(3)注射完 1 个后,用同样方法注射其余痔块。用 1∶2 稀释液时,注入量可多一些,如治疗Ⅲ期内痔,一次量最多不要超过 40 mL,平均量为 25～30 mL。

(4)最后,用 2.5 cm 长、1 cm 宽的凡士林纱布条,放入肛门内,以固定内痔,并防止发生嵌顿,外用纱布敷料固定。

注射后注意事项:①注射后 7 天、15 天检查注射处 1 次。若仍有痔块,可做第 2 次注射。这种注射手法优于其他单纯痔黏膜下注射,治愈率高,疗程短。②注射后,患者感有轻微肛门坠胀,一般在 1～2 天内消失;少数患者感短时肛门痛,服一般止痛药即消,注射后不影响活动。

**3.单纯内痔切除的具体手术步骤**

手术切除是将痔块及黏膜一并切除,然后缝合全部或大部分伤口。手术效果不错,而且较彻底。现介绍常用的内痔切除术和混合痔切除术。

(1)患者取截石位,垫高臀部,且臀部必须超出手术台缘。

(2)用 2.5%碘酒和 75%乙醇常规肛门周围皮肤消毒,铺无菌巾。

(3)术者双手示指、中指涂以液状石蜡,进行扩肛。先将一示指伸入肛管,再将另一示指,背对背地伸入肛管,并逐渐分开左右两指,扩张肛管。再依次放入左中指、右中指。扩张肛管数分钟,使括约肌充分松弛。

(4)检查痔块数目、大小、部位及有无动脉搏动,擦净双手。

(5)用鼠齿钳夹住痔块下端皮肤,并向外牵拉,暴露痔块。

(6)将鼠齿钳夹持的皮肤,在肛门缘做一"V"形切开,用剪刀向上解剖,将痔块从结缔组织上分出,露出痔块根部。用痔块钳或弯止血钳,沿直肠纵轴夹紧提起痔块基底部,注意不要夹住其他部位的黏膜。

(7)在痔块基底部上端,即弯止血钳的尖端,触及动脉搏动处,用2-0肠线,经黏膜下层缝扎一针,并保留肠线。

(8)沿止血钳凹面,切除痔块。

(9)将保留的肠线,绕止血钳做连续缝合,但不缝皮肤切口,然后退出止血钳,收紧缝线,最后将内外两端线头互相结扎。

(10)依法切除其余内痔。皮肤伤口不缝。盖以凡士林纱布及敷料即可。

### (二)外痔

外痔有数种,如血栓性外痔、静脉曲张性外痔、炎性外痔、结缔组织外痔。

#### 1.血栓性外痔

患者卧床休息,给清淡饮食,忌辛辣刺激食物,局部热敷或热水坐浴一天2~3次。口服液状石蜡10~20 mL 每天1~2次。服止痛药止痛。

由于血栓性外痔疼痛较剧,常影响患者工作和休息,故早期手术、行血栓取出,即可消除患者痛苦。方法是先在血栓性外痔外侧,用2%普鲁卡因或2%利多卡因,做一皮丘麻醉。将注射针经皮丘刺入痔块底部,注入2%上述麻药1~2 mL,待5分钟,痔块完全麻醉,用蚊式止血钳夹起痔核上皮肤,做一梭形放射切口,再用蚊式钳轻轻分出血栓。通常血栓很容易分出,只要钳子将切口一张大,血栓就自行向外脱出。血栓摘出后,用纱布压迫切口数分钟,伤口出血即止。伤口不需缝合,仅盖以凡士林油纱布及敷料即可。术后剧痛消失,伤口一般3~5天即闭合。

#### 2.静脉曲张性外痔

小的静脉曲张性外痔无须治疗,稍大一点的除保持大便不干,每天有便,可用收敛药膏如马应龙痔疮膏外涂。如果痔突出太长,可在局麻下手术切除。

#### 3.炎性外痔

炎性外痔,不需手术治疗,保守治疗都可治愈。方法:①发病24小时内患者卧床休息。②肛门部冷敷,24 小时后改用热敷,或用 25％硼酸甘油涂在肛门部,然后盖上纱布,外加热水袋热敷,收效较好。③口服甲硝唑 600 mg,1 天 2 次,加诺氟沙星 0.2 mg,1 天 3 次。④调理大便,避免发生便秘,保持每天排便 1 次。

### 4.结缔组织外痔

结缔组织外痔,一般无须治疗。若有炎症、疼痛,可以用热水坐浴,保持肛门部清洁,调理大便,防止便秘、腹泻,外涂马应龙痔疮膏治疗,一般都能很快消除症状;若保守治疗无效,或赘生皮赘过长,也可用手术切除。

手术效果良好,并且可达根治。用清水洗净肛门,剪去肛毛,用 2.5％碘酒、75％乙醇消毒术区皮肤后,以 2％利多卡因或 2％普鲁卡因做局部皮内麻醉。麻醉后,用镊子将皮赘夹住提起,于皮赘根部,做一梭形皮肤切口,切口应与肛门缘呈放射状。切皮时,皮肤切除不要太多。切除皮赘后,用纱布轻压创口止血,一般只是渗血,很快就能止住,然后用细线间断缝合切口。无须服用消炎药。伤口疼痛一般不重,必要时可服止痛片,或局部热敷,可以减轻水肿,减少胀痛。

# 第二节　肛　　裂

### 一、概述

肛裂是肛管的皮肤全层纵行裂开或形成溃疡,属于中医学"钩肠痔""裂庤"范畴。其临床特点是好发于青壮年,女性多于男性。肛裂的部位一般在肛门前后正中位,尤以后位多见,位于前正中线的肛裂多见于女性。临床上以肛门周期性疼痛、出血、便秘为主要特点。

### 二、病因病机

见图 5-2。

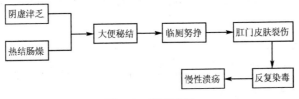

**图 5-2　病因病机**

三、诊断要点

(1)多有便秘病史,好发于青壮年。

(2)便后肛门周期性疼痛、便后擦血或滴血。

(3)可见肛管纵行裂口或纵行梭形溃疡,多位于截石位6点和/或12点处。

(4)陈旧性肛裂可见赘皮外痔、肛乳头肥大、皮下瘘等并发症。

四、鉴别诊断

本病应当与结核性肛裂、肛门皮肤皲裂、梅毒性肛裂、肛管直肠癌、克罗恩病肛管溃疡等相鉴别。

五、治疗

早期肛裂可采用保守治疗,陈旧性肛裂多需手术治疗。注意治疗便秘,解除括约肌痉挛。

(一)内治

1.血热肠燥证

大便二三日一行,质干硬,便时肛门疼痛,便时滴血或手纸染血,裂口色红;腹部胀满,溲黄;舌偏红,脉弦数。

治法:清热润肠通便。

代表方:凉血地黄汤合脾约麻仁丸。

加减法:大便干结,舌质偏红,脉弦数者,加枳壳、火麻仁、郁李仁;出血甚者,加地榆、茜草、仙鹤草等。

2.阴虚津亏证

大便干结,数天一行,便时疼痛,点滴下血,裂口深红,口干咽燥,五心烦热;舌红,苔少或无苔,脉细数。

治法:养阴清热润肠。

代表方:润肠汤。

加减法:阴血虚者,加制首乌、肉苁蓉养血润燥;津亏甚者,可加桑葚、沙参、麦冬。

3.气滞血瘀证

肛门刺痛明显,便时便后尤甚,肛门紧缩,裂口色紫黯;舌紫黯,脉弦或涩。

治法:理气活血,润肠通便。

代表方:六磨汤加红花、桃仁、赤芍等。

加减法:气滞甚者,加枳实、厚朴行气通便;瘀甚、脉涩者,加红花、桃仁;疼痛明显者,加小春花、槟榔。

**(二)外治**

1.早期肛裂

可用生肌玉红膏蘸生肌散涂于裂口,每天 1～2 次,便后用苦参汤、止痛如神汤或 1∶5 000 高锰酸钾液坐浴。

2.陈旧性肛裂

选用封闭疗法,于长强穴用 0.5％～1.0％普鲁卡因 5～10 mL 做扇形注射,隔天 1 次,5 天为 1 个疗程。亦可于裂口基底部注入长效止痛液(亚甲蓝 0.2 g,盐酸普鲁卡因 2 g,加水至 100 mL,过滤消毒)3～5 mL,每周 1 次。

**(三)其他疗法**

1.扩肛法

适用于早期肛裂,无结缔组织外痔、肛乳头肥大等并发症者。

2.切开扩创术

适用于陈旧性肛裂,伴有结缔组织外痔、肛乳头肥大者。

3.肛裂侧切术

适用于不伴有结缔组织外痔、皮下瘘等的陈旧性肛裂。

4.纵切横缝术

适用于陈旧性肛裂伴有肛管狭窄者。

5.肛裂挂线术

适用于二三期肛裂,以线代刀,缓慢切割,术后疗效好,疗程短,但疼痛较明显。

**六、注意事项**

(1)养成良好的排便习惯,及时治疗便秘。

(2)饮食中多含蔬菜水果,防止大便干燥,避免粗硬粪便擦伤肛门。

(3)注意肛门清洁,避免感染。肛裂发生后宜及早治疗,防止继发其他肛门疾病。

**七、西医治疗**

**(一)非手术治疗**

原则是解除括约肌痉挛,止痛,帮助排便,中断恶性循环,促使局部愈合。

1.适应证

适用于未经保守治疗、症状较轻者。

2.用药

复方聚乙二醇电解质散（Ⅳ）13.125 g 口服 2 次/天,康复新液 100 mL 坐浴 2 次/天,复方角菜酸酯乳膏入肛 2 次/天。

3.停药指征

症状体征消失。

4.慢性肛裂可加以扩肛治疗。

**(二)手术治疗**

1.肛裂切除术

(1)适应证:经久不愈、保守治疗无效且症状较重者。

(2)术前检查:血常规、尿常规、血凝分析、生化全项、术前八项、X 线胸片、心电图。必要时病理活组织检查。

(3)术前准备:备皮,肠道准备,禁食水 6 小时以上。

(4)麻醉:椎管内麻醉或局麻。

(5)手术方案。①体位与切口:截石位或侧卧位。于裂缘周围作"V"形切口。②切除全部增殖的裂缘、前哨痔、肥大的肛乳头、发炎的隐窝和深部的不健康组织直至暴露肛管括约肌。③可同时切断部分外括约肌皮下部或内括约肌,修剪皮缘。④创口内填入油纱布或止血海绵。

(6)术后处理。①术后支持治疗:促进伤口愈合、营养支持、消肿等治疗。②使用第二代头孢类抗生素 2 天。③术后每天换药,应用栓剂及乳膏,康复新液坐浴治疗,术后 7～10 天出院。

2.肛管内括约肌切断术

(1)适应证:经久不愈、保守治疗无效且症状较重者。

(2)术前检查:血常规、尿常规、血凝分析、生化全项、术前八项、X 线胸片、心电图。必要时病理活组织检查。

(3)术前准备:备皮,肠道准备,禁食水 6 小时以上。

(4)麻醉:椎管内麻醉或局麻。

(5)手术方案。①体位与切口:截石位或侧卧位。在肛管一侧距肛缘 1～1.5 cm 作小切口达内括约肌下缘。②确定括约肌间沟后分离内括约肌至齿状线。③剪断内括约肌,扩张至 4 指。④止血,缝合切口。

(6)术后处理。①术后支持治疗:促进伤口愈合、营养支持、消肿等治疗。

②使用第二代头孢类抗生素 2 天。③术后每天换药,应用栓剂及乳膏,康复新液坐浴治疗,术后 7 天拆线,术后 8 天出院。

# 第三节 肛 痈

## 一、概述

肛痈是肛管直肠周围间隙发生急、慢性感染而形成的脓肿,相当于西医学的肛门直肠周围脓肿。由于发生的部位不同,可有不同的名称,如肛门旁皮下脓肿、坐骨直肠间隙脓肿、骨盆直肠间隙脓肿等。中医学对本病也有不同的称谓,如脏毒、悬痈、坐马痈、跨马痈等。其特点是多发病急骤,疼痛剧烈,伴高热,破溃后多形成肛漏。任何年龄均可发生,但以 20～40 岁居多,婴幼儿也时有发生,男性多于女性。

## 二、病因病机

见图 5-3。

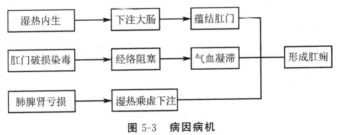

图 5-3 病因病机

## 三、诊断要点

(1)肛周疼痛明显,呈灼痛,持续加剧。

(2)疼痛周围肿胀、有结块、按之或有波动感。

(3)肛提肌以下浅部脓肿,局部症状明显而全身症状较轻。

(4)肛提肌以上间隙脓肿,全身症状明显,如发热、全身困倦。

(5)或伴有大便不畅、小便困难等。

## 四、鉴别诊断

本病应当与肛周毛囊炎疖肿、化脓性大汗腺炎、克罗恩病肛周脓肿、骶前畸胎瘤溃后感染等相鉴别。

**五、治疗**

一般以手术治疗为主,内治法多用于手术前后以增强体质,减轻症状,控制炎症发展。

**(一)内治**

**1.火毒蕴结证**

肛门周围突然肿痛,持续加剧,伴有恶寒、发热、便秘、溲赤;肛周红肿,触痛明显,质硬,表面灼热;舌红,苔薄黄,脉数。

治法:清热解毒。

代表方:仙方活命饮、黄连解毒汤加减。

加减法:红肿痛甚、热毒重者,可加蒲公英、连翘、紫花地丁、野菊花等;便秘者,加大黄以泄热通便;血热盛者,加丹皮以凉血;气虚者,加黄芪以补气。

**2.热毒炽盛证**

肛门肿痛剧烈,可持续数天,痛如鸡啄,夜寐不安,伴有恶寒发热,口干便秘,小便困难;肛周红肿,按之有波动感或穿刺有脓;舌红,苔黄,脉弦滑。

治法:清热解毒透脓。

代表方:透脓散加减。

加减法:热甚者,加生石膏、三叶青;兼风热者,加金银花、僵蚕;津伤渴甚者,加桂枝、葛根、玄参等。

**3.阴虚毒恋证**

肛门肿痛、灼热,表皮色红,溃后难敛;伴有午后潮热,心烦口干,夜间盗汗;舌红,少苔,脉细数。

治法:养阴清热,祛湿解毒。

代表方:青蒿鳖甲汤合三妙丸加减。

加减法:肺虚者,加沙参、麦冬;脾虚者,加白术、山药、扁豆;肾虚者,加龟甲、玄参,生地改熟地。

**(二)外治**

**1.初起**

实证用金黄膏、黄连膏外敷,位置深隐者,可用金黄散调糊灌肠;虚证用冲和膏或阳和解凝膏外敷。

**2.成脓**

宜早期切开引流,并根据脓肿部分深浅和病情缓急选择手术方法。

**3.溃后**

用九一丹纱条引流,脓尽改用生肌散纱条。日久成漏者,按肛漏处理。

**(三)其他疗法**

**1.肛周脓肿切开排脓术**

适用于低位及高位肛门直肠周围脓肿。无切开挂线条件者,也是各种术式的基础。

**2.肛周脓肿切开术**

适用于低位肛门直肠周围脓肿。

**3.高位脓肿切开挂线术或高位脓肿低位切开高位旷置术**

适用于高位肛门直肠周围脓肿。

**4.脓肿切开挂线术**

适用于坐骨直肠间隙脓肿、高位肌间脓肿、肛管后间隙脓肿、前位脓肿。

**六、注意事项**

(1)保持大便通畅,注意肛门清洁。

(2)积极防治肛门病变,如肛隐窝炎、肛腺炎、肛乳头炎、直肠炎、内外痔等。

(3)患病后应及时治疗,防治炎症范围扩大。

**七、西医治疗**

**(一)一般治疗**

温水坐浴,局部理疗。

**(二)对症治疗**

口服缓泻剂以减轻排便疼痛;全身感染表现较重者应行对症、补液支持。

**(三)对因治疗**

其病原菌多为大肠埃希菌、金黄色葡萄球菌。

(1)脓肿未形成时可先采用经验治疗(治愈率可达30%~88%),根据病情可选用口服阿莫西林0.5 g,3~4次/天;或头孢拉定0.25~0.5 g,3~4次/天等。

(2)非复杂性肛周脓肿切开引流术后不推荐使用抗菌药物,因为抗菌药物既不能降低其复发率,亦不能缩短愈合时间。

(3)伴明显感染表现、免疫力低下或合并全身性疾病或单纯引流不能缓解症状的患者可使用抗菌药物。治疗前应穿刺抽取脓液行细菌培养和药敏试验。

(4)对人工心脏瓣膜、既往有细菌性心内膜炎、先天性心脏病、有瓣膜病变的心脏移植患者在脓肿切开引流前推荐使用抗菌药物。

(5)严重感染、合并有其他部位感染或非特异性细菌如结核菌感染的患者应住院治疗。

### (四)手术治疗

切开引流为最主要的治疗方法。一旦脓肿形成即应切开引流,切口应尽可能靠近肛缘,要完全打开脓肿间隔,并保证引流通畅。在保证引流充分的情况下也可行小切口细乳胶管引流,在脓腔愈合时拔除(多需 3～10 天)。

# 第四节　脱　　肛

### 一、概述

脱肛是直肠黏膜、肛管、直肠全层和部分乙状结肠向下移位而脱出肛门外的一种疾病。其特点是以直肠黏膜及直肠反复脱出肛门外伴肛门松弛。相当于西医的直肠脱垂。直肠脱垂分为内脱垂和外脱垂两种,如只是下垂而未脱出肛外称为内脱垂或内套叠,脱出肛外显而易见者称为外脱垂,临床较常见。多发于小儿、老人及体弱营养不良的重体力劳动的青壮年,女性多于男性。

### 二、病因病机

病因病机详见图 5-4。

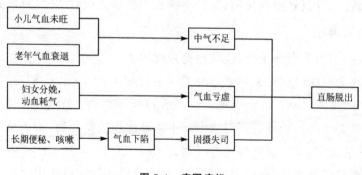

图 5-4　病因病机

### 三、诊断要点

(1)常有便秘腹泻史,或有久病、营养不良、腹压增高的病史。

(2)排便时有黏膜脱出肛门外,一般为柔软团块,能自行回纳,甚或在咳嗽、喷嚏,甚至搬物、行走时脱出肛门外。

(3)部分患者直肠黏膜反复脱出,伴有流出黏液,刺激肛周皮肤,引起瘙痒。

(4)指诊肛门括约肌松弛,收缩力减弱。

### 四、鉴别诊断

本病应当与内痔脱出、肛乳头瘤、肠疝等相鉴别。

### 五、治疗

可分内、外药物治疗、针灸、注射手术治疗。内、外药物及针灸治疗可以增强盆腔内的张力,增强对直肠的支持固定作用,对Ⅰ度直肠脱垂,尤其对儿童可收到较好疗效。注射与手术治疗主要是使直肠与周围组织或直肠各层组织粘连固定,使直肠不再下脱。

#### (一)内治

1.脾虚气陷证

便时肛内肿物脱出,轻重程度不一,色淡红;伴有肛门坠胀,大便带血,神疲乏力,食欲缺乏,甚则头昏耳鸣,腰膝酸软;舌淡,苔薄白,脉细弱。

治法:补气升提,收敛固涩。

代表方:补中益气汤加减。

加减法:脱垂较重而不能自行还纳者,宜重用升麻、柴胡、党参、黄芪;腰酸耳鸣者,加山萸肉、覆盆子、诃子等。

2.湿热下注证

肛内肿物脱出,色紫黯或深红,甚则表面溃破、糜烂;肛门坠痛,肛内指诊有灼热感;舌红,苔黄腻,脉弦数。

治法:清热利湿。

代表方:萆薢渗湿汤加减。

加减法:出血多者,加地榆、槐花、侧柏炭;大便干结者,加大黄、火麻仁、郁李仁。

**(二)外治**

**1.熏洗**

以苦参汤加石榴皮、枯矾、五倍子煎水熏洗,每天 2 次。

**2.外敷**

以五倍子散或马勃散外敷。

**(三)其他疗法**

**1.复位法**

直肠脱出不能自行复位或复位困难者,发生嵌顿时,首先复位再选择治疗方法。

**2.针灸疗法**

取百会、足三里、长强、气海、承山等中度刺激,留针 3～5 分钟,同时针后艾灸百会、足三里、中脘、长强等穴。

**3.注射疗法**

包括直肠黏膜下注射法,直肠周围注射法。

**4.直肠黏膜结扎术**

适用于直肠全层脱垂者。

**5.肛门紧缩术**

适用于合并肛门松弛者。

**6.PPH 术**

适用于 Ⅱ 度以内脱垂。

**六、注意事项**

(1)患脱肛后应及时治疗,防止发展到严重程度。

(2)避免负重远行,积极治疗慢性腹泻、便秘、慢性咳嗽等,防止腹压过高。

(3)局部可采用丁字形拖带垫棉固定,或每天进行提肛运动锻炼。

**七、西医治疗**

**(一)保守治疗**

提肛运动,每天 2～3 次,练习提肛运动,即下蹲—站立—下蹲,每次连续作 20 次。下蹲时肛门放松,站立时用力收缩肛门,以增强盆腔肌肉筋膜对直肠的支持和固定作用。

### (二)封闭疗法

用普鲁卡因注射液,一般浓度为 0.25%～0.5%,骶前或肛周注射,此法疗效较差,但简单易行,对组织不易损伤,儿童可以采用。

### (三)注射疗法

操作简便,痛苦较小,易于普及,在疗法中占重要位置。药物较多,大体可分为硬化剂、收敛剂、平滑肌兴奋剂等。如明矾、乙醇、石炭酸甘油或植物油、鱼肝油酸钠、盐酸、盐酸尿素、麦角、葡萄糖、中药复方制剂等。给药途径主要是直肠黏膜下注射。将药液直接注于直肠黏膜下层,具体方法又有点状注射或柱状注射等。适用于直肠黏膜脱垂、轻症直肠全层脱垂。操作方法:需使肠管脱出肛外,消毒黏膜,以细针头穿刺黏膜后将药液直接注于黏膜下层。多由远端分点孤立注入药液,各点距离相互交错,每个点黏膜下注药 1～2 mL。注射完毕后将肠管纳回肛内。

注意事项:①药液要注入黏膜下层,注意深浅得当。注射过深,药液进入直肠肌层,易致肠壁肌层坏死;注射过浅,药液在黏膜层,致使黏膜水肿明显,易发生黏膜坏死溃疡。如果药液注入齿线以下的肛管皮下,可引起剧烈疼痛及水肿、坏死。②术后当日禁食或给予无渣饮食,控制排便。可 2～3 天后排便,便后清洗肛门。③患者要卧床休息,避免用力下蹲及过度增加腹压。如有坠胀感,要尽量忍耐,不可频繁排便。

### (四)烧灼疗法

用高频电刀或电离子痔疮机烧灼,适于黏膜脱垂。慢慢牵出肠黏膜,充分暴露脱垂黏膜后,可根据烧灼部位的不同于烧灼区的两侧用钳固定。烧灼时可于脱垂黏膜的顶端与齿线之间由内而外作 4～6 条放射状线性烧灼,深入黏膜下层,至该区组织枯黑为止。应注意烧灼勿过深伤及肌层。

### (五)手术疗法

1.紧缩肛门加强括约肌

能矫正肛门松弛状况,对直肠脱垂并有肛门极度松弛者,可予实施。此类手术只能治疗肛门松弛,加强括约肌张力,对脱垂肛管无固定作用。然因肛门松弛而部分肠黏膜外翻者,通过紧缩肛门,外翻黏膜可不再脱出。按操作可以分为外括约肌紧缩术、真皮埋葬括约肌成形术、扎肛术等。

2.脱垂组织的切除和修整

通过对脱垂黏膜和肠壁全层的切除或修整,从而达到治愈本病。此类手术损伤比上述大,应认真选择。主要有黏膜切除术、黏膜纵切缝合修整术、黏膜环切肌层折叠缝合术、肠壁全层切除术等。

### 3.固定法

运用不同的方法将脱垂的肠黏膜固定,使其不再脱出。根据脱垂的不同主要采取直肠黏膜原位固定、直肠后壁粘着、直肠骶尾区固定、直肠悬吊及固定等方法。手术损伤较大,须谨慎考虑。

# 第五节 肛门瘙痒

## 一、概述

肛门瘙痒症系以肛门瘙痒、皮肤肥厚或角化,色素沉着为主要表现的肛门疾病,属于中医学"肛痒风"范畴。其临床特点是反复发作。临床上以肛门瘙痒、皮肤肥厚或角化,色素沉着为主要特点。

## 二、病因病机

病因病机详见图 5-5。

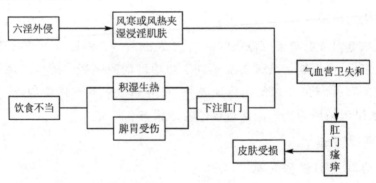

图 5-5 病因病机

## 三、诊断要点

(1)自觉肛周瘙痒,如虫爬、蚁走、虫叮、火灼,夜间加重,或遇到高温,食辛辣、刺激性食物后加重,心烦不安,精神萎靡。

(2)肛周皮肤散在干性抓痕、血痂、皲裂,或肛周皮肤潮湿渗出、浸渍、水肿、肥厚。

（3）长期不愈可见肛周皮肤增厚、粗糙、皮纹加深，色素减退及呈苔藓样变。

### 四、鉴别诊断

本病应当与肛周派杰病、表浅真菌感染、肛周 Bowen 病等相鉴别。

### 五、治疗

#### (一)内治

**1.肝经风热证**

肛门瘙痒，搔抓过度，有散在干性抓痕、血痂、皲裂，灼热如烤；焦躁易怒，口苦咽干，胁胀烦闷，夜寐多梦，便秘溲赤；舌边尖红，脉弦数。

治法：疏风泻肝，清热通腑。

代表方：龙胆泻肝汤加减。

加减法：气滞甚者，加枳实、厚朴行气通便；若肝胆实火较盛，可去木通、车前子，加黄连以助泻火之力；若湿盛热轻，可去黄芩、生地，加滑石、薏苡仁以增强利湿之功。

**2.风湿夹热证**

肛门瘙痒，经活动、摩擦、虫扰、搔抓而肛门皮肤潮湿渗出、浸渍、水肿、肥厚；困倦身重，食少纳呆，口淡无味，夜卧不安；舌胖，苔腻，脉濡。

治法：疏风清热，健脾除湿。

代表方：萆薢渗湿汤加减。

加减法：皮损苔藓化者，加生地、白芍；痒甚失眠者，加夜交藤、珍珠母、生牡蛎。

**3.血虚风燥证**

肛门奇痒，肛周皮肤干燥、增厚、粗糙，皮纹加深，色素减退，散在性抓痕、血痂、皲裂；形体消瘦，面色无华，口舌干燥，夜不能寐；舌质红，苔薄白，脉细。

治法：滋阴清热，养血熄风。

代表方：当归饮子加减。

加减法：便秘者，加火麻仁、桃仁；痒甚失眠者，加夜交藤、珍珠母、生牡蛎。

#### (二)外治

**1.熏洗**

可用清热除湿止痒中药煎汤熏洗，方如苦参汤。

2.外敷

青黛散麻油调敷。

**(三)其他疗法**

肛周局部封闭法,适用于顽固性肛门痒痛者。

## 六、注意事项

(1)本病多反复发作,难以治愈。

(2)避免各种外界刺激,如热水烫洗、过度洗拭、暴力搔抓等。忌用对自己过敏的生活用品,如各种毛、化纤衣物、化妆品等。

(3)避免食用刺激性食物,如腥味、辛辣之物及咖啡等,戒烟酒。

(4)积极参加体育锻炼,增强体质,保持心情舒畅,对本病治疗和预防有积极作用。

## 七、西医治疗

(1)注意卫生,不食或少食刺激性食物,如辛辣食品、浓茶和咖啡、烈性酒等。衣裤应宽松合体,贴身内衣以棉织品为好。

(2)治疗原发病或并发症,如痔、肛瘘、蛲虫病等。给予相应抗生素或抗菌药治疗合并感染,亦或行手术治疗原发病。

(3)对仅有局部瘙痒而肛门皮肤正常者,以硼酸水清洗冷敷肛门,可加冰块使水温在 4～5 ℃左右冷敷。每天早、晚各一次,每次约 5 分钟,冷敷后以干毛巾拭干局部,扑以普通爽身粉,保持干燥。这类型肛门瘙痒不宜外敷软膏,软膏妨碍散热,汗液增多易诱发瘙痒。宜用清凉干燥洗剂,如炉甘石洗剂等。

(4)肛门皮肤呈粗糙肥厚的苔藓化损害者多有合并感染,可用适当抗生素或抗菌药剂,感染控制后,施行局部包封治疗;在清洗局部后,局部消毒,用注射用泼尼松龙注射液以注射针将药液滴于皮损部位,务使皮损充分浸入药液,患者感瘙痒减轻,局部药液干燥,再按病灶大小贴敷含有止痒剂的软膏,也可用含有药物的成膜剂或凝胶剂作膜状包封。此方法宜于睡前施行,6～8 小时后清洗局部,涂以干燥洗剂或止痒气雾剂喷涂。此法对缓解瘙痒促使苔藓化损害消退有优良效果。

(5)注射疗法。将亚甲蓝注射到皮下或皮内,破坏感觉神经,使局部感觉减退,症状消失,约 50% 以上的病例可永久治愈。但严重瘙痒者易复发,需再次注射治疗,注射药物不仅破坏感觉神经,如注射过深也可破坏运动神经,故注射治疗有时可发生轻重不同的感觉性肛门失禁和括约肌功能不良,但过一时期可自行恢复。具体方法:将亚甲蓝溶液注射到肛门周围皮内,使皮内神经末梢感觉消失,瘙痒消退,注射溶液由 5 mL 1‰亚甲蓝和 15 mL 1‰的利多卡因加入100 mg氢化可的松制成,用细针将溶液注射到肛门周围皮内,每处注射 3～4 滴,将瘙痒区全部注射,总量约 20 mL。

(6)手术疗法:经过上述治疗后不见好转或多次复发者可行手术治疗。手术方法有切断肛门部皮肤神经支配和切除肛门病变部皮肤两种。

# 第六节　肛　瘘

## 一、肛瘘的病因

### (一)外感六淫之邪

《本草纲目》云:"漏属虚与湿热。"如《河间六书》云:"盖以风、热、燥、火、湿邪所致,故令肛门肿满,结如梅核,甚至乃变而为瘘也。"《医门补要》云:"气伤泻,则湿聚,湿聚则生热,热性上炎,湿邪下注,渗入大肠而为热。"元代朱震亨《丹溪心法》亦说:"大抵外伤四气,内窘七情,与夫饮食乖常,染融蠢动,含灵之毒,未有不变为漏疮,穿孔一深,脓汁不尽,得冷而风邪并之,于是涓涓而成漏矣。"李东垣曰:"饱食、用力、房劳,脾胃湿热之气下迫……赘于肛门而成痔。盖为病者,皆是湿、热、风、燥四气所伤,而热为最多也。"明代徐春甫在《古今医统大全》中总结前人所论,得出"痔漏总为湿热风燥四气所成"之结论,明确肛瘘与风、燥、火、湿邪侵袭人体有关。

### (二)痔疮久而不愈

《诸病源候论》云:"痔久不瘥,变为瘘也。"《疡科选粹》云:"痔疮绵延不愈湿热痰久,乃穿肠透穴,败坏肌肉,销损骨髓,而为之漏焉。"元·徐春甫《古今医统》中载有"脓水流久……疮孔散出,形成蜂窝、烂瓜、肤残肉陷,久成痼疾,此皆外痔所致"。湿行于脉内则成痔,若得不到有效调治,久之,其湿内滞,渗溢于脉外,穿肠而出,自成渠道,"穿肠透穴,败坏肌肉"即形成瘘管。"痔久成瘘"之说是肛瘘病因病机认识的一个方面。

### (三)饮食肥甘厚味,恣酒,忧思,便秘,房劳过度

《丹溪心法》曰:"人唯坐卧湿地,醉饱房劳,生冷停寒,酒面积热,以致荣血失

道,渗入大肠,此肠内脏毒之所由作也。"《外科正宗》云:"夫脏毒者,醇酒厚味,勤劳辛苦,蕴毒流注肛门结成肿块。"《外症遗案汇编》云:"肛漏者,皆肝脾肾三阴气血不足,始因醇酒辛辣,醉饱入房,疾奔久坐,筋脉横解,脏腑受伤。"

### (四)局部原因

《薛氏医案》云:"臀,膀胱经部分也。居小腹之后,此阴中之阴,其道远,其位僻,虽太阳多血,气运难及,血亦罕到,中年后尤虑此患。"据此,认为肛瘘与局部气血运行不足有关。

### (五)肛痈溃后所致

如《医门补要》云:"湿热下注大肠,从肛门先发疙瘩,渐大溃脓,内通大肠,日久难敛,或愈月余又溃,每见由此成痨者……若咳嗽而成漏者,不治。"《疮疡经验全书》有:"坐马痈,此毒痈受在肾经,虚毒气热,毒伤于内,大肠之经,并聚成毒,发为漏疮。"《医宗金鉴》有:"悬痈,毒生于会阴穴,一名骑马痈,其色红作脓欲溃,若破后溃深,久则成漏。"《医宗说约》有:"悬痈……又谓海底痈……溃而流脓,破后轻则成瘘。"均认识到肛痈破溃后易形成肛瘘。

## 二、中医治疗

中医学对痔漏专科的发展有很大的贡献,体现于古代对肛瘘的治疗方法多样,并随着时代的发展,不断改良,不断进步。《备急千金要方》及《外台秘要》中记载有肛瘘外敷方药,为贴敷肛瘘外治法之始。宋代《太平圣惠方》创造了将砒霜溶于黄蜡中,捻为条子,纳入痔漏疮窍中的枯痔钉疗法,亦即肛瘘的脱管疗法。金元时期,熏洗法、外敷法等外治法得到了广泛应用。外用脱管方及后期生肌方药运用基本成熟,内外综合治疗,使肛瘘的中医治疗方案基本成形。明代徐春甫《古今医统大全》总结了以前历代医家的成绩,提出了肛瘘挂线术:"一漏并三痈不论疮孔数十……以马莲草探之……探入谷道钩出草头,将线六七寸一头挽成活套扣,以不挽线头系草上引过大肠",为肛瘘的治疗开创了新途径。清代《医门补要》提出挂线与药物相结合的治疗方法:"用细铜针穿药线,右手持针插入漏管内,左手执粗骨针。插入肛门内,钩出针头,与药线打一抽箍结,逐渐抽紧,加纽扣系药线梢,坠之七日管豁开,掺生肌药一月,收口。"《外科图说》则将手术与挂线相结合:"上以麻药,施以利刃,用絮止血,应手取效,何难之有……若久年漏证,初诊探以银丝方能知其横飘直柱,以及浅深曲直之由通肛过桥之重症。然后每天用柳叶刀开其二三分,开后用絮止血,约半日去絮,乃上药版。通肛则用弯刀。若素有血证不可开,劳病脉数不可开,肛门前后不可开,髫龄以及耄年均不可开。此治横飘之法也。"

中医学对于肛瘘的治疗有外治法、内治法、针灸疗法等形式,以外治法为主。

### (一)内治法

古代医家对于肛瘘病因病机的认识是由浅入深,由偏及全的,在内治的方法上表现为以下三个发展过程:补法,攻补兼施,内外同治。

**1.补益脏腑气血之虚,扶正以固根本**

元·朱震亨《丹溪心法》云:"漏疮,先须服补药生气血,用参、术、芪、芍、归为主,大剂服之。"明·薛己提出肛门病的发生与局部气血运行不足有关,其《外科发挥》中多用"八珍汤""四物汤""四君子汤"之类的补益气血之方剂。《外科正宗》曰:"虚弱者兼服养血健脾之药,最为稳当。然而痔与漏治法不同,治痔必须治血为主……漏疮须服补药,以生气血……。"此类代表方有四君子、四物汤、八珍汤、芍归汤等。

**2.清热解毒祛湿,攻补兼施**

明清以来,医家们认识到肛瘘是元气既虚,毒邪又去而未尽。治疗中,补益之中又辅以清热利湿、杀虫之法,攻补兼施。明朝李梴《医学入门》云:"漏流脓血,初是湿热,久是湿寒。初起宜凉血清热燥湿,病久则宜涩窍、杀虫温补。"宋·杨士瀛《仁斋直指方论》认为:"治法温散风冷为急。"故其方多以温肾散寒之药,温散漏疮风冷。此类代表方用猪肾丸、乳香丸、温肾丹等。

**3.内外并重,内外同治**

明清医家还特别注重外科疾病的全身辨证,整体与局部并重。如明代窦梦麟的《疮疡经验全书·痔漏症并图说》说:"单漏,治之须以温暖之剂补其内,生肌之药敷其外。"清代沈金鳌的《杂病源流犀烛》亦曰:"治漏之法,初宜凉血清热,久宜涩窍杀虫,兼于温散。若久而孔窍,必用毒药腐蚀,而后新肉可生,治其大略也。"

### (二)外治法

**1.熏洗之法**

早在《五十二病方》:"牡痔之有数窍……燔炭其中,锻骆阮少半斗,布炭上,以布周盖,坐以熏下窍。"《太平圣惠方》:"治痔瘘疼痛,肿硬不消,宜用此熏方:莨菪子、韭子、雄黄、吴茱萸、猪牙、皂荚……烧一丸熏痔疹上,日可两度用之。"《仁斋直指方论》:"熏漏疮方……如烧香法,置长桶内,坐熏疮处",以上所述为燃烧药物,以药烟熏治之法。《备急千金要方》:"治痔下部出脓血有虫,旁生孔窍方……置大盆中,适寒温坐其中,如浴状,虫悉出,冷又易之,不过二三度瘥。"《仁斋直指方论》:"漏疮孔中多有恶秽,常须避风洗净……煎汤洗。上洗毕,候水出,拭干……"。以上所述即为汤药熏洗法,先用汤药蒸气熏蒸患处,待汤药温度适中后再坐浴其中。汤药熏洗操作较烟熏简单,患者易于接受,且疗效明显,故沿用至今。

### 2.膏药贴敷法

根据外用药物的不同剂型,有油膏,掺药,箍围药等。膏药贴敷首见于《外台秘要》小儿瘘疮方四首:"……家中石灰研敷之,厚着之……诸药末,搅凝,涂之瘥。备急若患漏疮,头尽开出脓,夜复合者方。大附子一颗,内鲫鱼腹中,于炭火上烧灰,研以敷之,更捣蒜以封之良。"《太平圣惠方》:"治小儿诸疹,穿穴成疮,痛不可忍方……涂于故帛上贴,日二换之。""麝香,和揿作饼子,当于疮上贴之,神效……"初起多用清热活血、拔毒杀虫之药物。文献整理中发现,外敷法多用于"痔漏疼痛不肯忍"时,多以清热消炎止痛功效药物为主。至明代时期,医家发现肛瘘"久不敛口""久不生肌",即出现诸如"生肌散""加味天然散"等一系列外敷的祛腐生肌方剂以促进瘘管愈合。

### 3.针灸法

针灸的方法治疗肛瘘的记载散见于历代著述中。如《备急千金方》说:"天突、章门、天池、支沟主漏。"宋代王执中的《针灸资生经》有"长强主下漏"的记载。《丹溪心法》还有更详细的记述,曰:"漏疮……以艾灸之,漏大炷大,漏小炷小,但灸令撤热,不可使痛,干则易之……来日再灸,直至肉平为效。"现在,针灸法用于肛瘘治疗者殊为罕见,一般只作为手术前后的辅助疗法。

### 4.脱管法

脱管法是将具有提脓化腐作用的药物做成捻子(或线、钉、棒等),放入窦道或瘘管中,使管壁腐蚀脱落,以达到祛腐生新,治愈疾病的目的。用脱管的方法治疗肛瘘,最早见于宋代的《太平圣惠方》,是将砒霜溶于黄蜡中,"搅和令匀,看疮口大小,捻为条子,每于发时,用棉裹纳疮窍子中"。到明清时期,脱管法已经广泛地用于肛瘘的治疗,如《普济方》《秘传外科方》《外科正宗》《针灸大成》《外科启玄》等都有详细记载。明代申斗元的《外科启玄》就说:"黄蜡丸,痔漏内去肉管子药方……先溶黄蜡松香,次入细药搅匀,冷令取出,手捻如线香条子,亦看漏眼子大小深浅,先用葶荠苗探之,深即入深捻子,浅则浅捻子,装细合宜,一日一换。待内管子去净,自然管浅肉平,次上生肌散等药为妙。"

### 三、西医治疗

#### (一)一般原则

肛瘘手术的原则是在维护肛门括约功能的基础上,治愈肛瘘或减轻症状。治疗成功的关键是正确处理内口和尽可能处理支管或脓腔。正确寻找内口可以通过探针探查、瘘管注射染料、跟踪瘘管中的肉芽组织、牵拉瘘管观察肛腺的皱褶等等。

#### (二)处理方法

##### 1.瘘管切开术

瘘管切开术适用于简单的括约肌间瘘管和低位经括约肌肛瘘。常规麻醉后,探针自外口探入,沿瘘管经齿状线附近的内口探出,将探针上方的组织切开,肉芽组织用刮匙刮除。再用探针轻柔探查是否存在高位盲道或分支,如果存在,将其切开。创缘可以行袋形缝合,以促进创面愈合。

##### 2.挂线术

切割挂线。如何正确地处理瘘管和保护好括约肌功能是个两难的问题。高位的经括约肌瘘和括约肌外瘘,可以使用低位切开高位挂线的方法。瘘管所涉及的内括约肌和外括约肌皮下部的低位部分切开,外括约肌浅部和深部置入橡皮筋,并定期进行紧线。目前通常用于挂线的材料有丝线或者其他不可吸收材料如橡皮筋、硅胶导管等。切割挂线的原理是通过定期收紧橡皮筋弹性作用,缓慢切开括约肌,使得瘘管变得更加表浅;同时橡皮筋的异物刺激作用使近端切开的瘘管产生纤维化愈合,重建肛管直肠环的连续性。

最近一项 Meta 分析发现切割挂线有高达 12% 的失禁发生率,研究结果显示即使是缓慢切开肌肉最终仍会导致肛门括约肌受损,建议这种切割挂线方式应该被摒弃。这一研究观点也得到了大不列颠和爱尔兰肛肠协会(ACGBI)的支持,他们推荐切割挂线只适用于低位经括约肌肛瘘或者低位经括约肌肛瘘的二期处理。

引流挂线:挂线也可以作为引流,橡皮筋置入瘘管后,不作定期的收紧,而是松弛地留在原位,以利于长期的引流和促进纤维化的形成。在一些较大的肛门直肠周围脓肿,切开排脓后,通过置入橡皮筋引流挂线不仅可以促进引流,而且能标志瘘管的位置,为二期肛瘘手术提供良好手术条件。克罗恩病伴有肛瘘的患者,通过长期的引流挂线避免脓肿反复发作,促进瘘管的上皮化。AIDS 患者伴发的肛周脓肿和肛瘘也应使用长期挂线引流,形成脓肿或瘘管的长期引流,预防复发性脓肿的形成。

### 3.肛管直肠黏膜瓣/皮瓣修补术

肛管直肠黏膜瓣下移术适用于女性前方肛瘘、炎症性肠病患者、高位经括约肌瘘和括约肌上瘘、既往多次括约肌手术史、多个瘘或复杂瘘等。这种技术的优势在于缩短愈合时间、减少手术的不适和肛门畸形，而且不损伤括约肌。

手术成功的关键包括：黏膜瓣应包括黏膜层、黏膜下层以及部分内括约肌，宽度至少达直肠全周的 1/4，以确保足够的血供；游离皮瓣长度需超过肛瘘内口，保证在内口切除和清创后无张力缝合；手术中必须仔细止血；彻底的瘘管清创或切除；外口适当扩创保持充分的引流。手术成功率为 70%～75%，对失败的患者可以再次手术治疗。

### 4.瘘管切除术

瘘管切除术是指切开内外口之间的组织，将内口、外口及纤维化的管壁一并切除。尽管瘘管切除术被认为是一种治疗肛瘘的有效方法，但只适用于低位单纯性肛瘘，不适合牵涉肛门括约肌较多的肛瘘。

### 5.纤维蛋白胶

纤维蛋白胶治疗肛瘘简单、无创，能够避免肛瘘切除术造成的肛门失禁，可以单独使用或者结合推移黏膜瓣/皮瓣修补术使用。对于治疗失败的病例，可以重复治疗。先确定瘘管和内口及外口，将瘘管搔刮干净，通过一个 Y 形连接管向瘘管内注入纤维蛋白胶，当内口显露纤维蛋白胶时将注射管慢慢退出，外口放置凡士林纱布。虽然纤维蛋白胶的短期成功率能达到 70%～74%，但是存在延迟出现的瘘管复发。Buchanan 等发现无继发瘘管的复杂性肛瘘使用纤维蛋白胶注射治疗有 14% 的有效率。虽然治疗失败的原因尚不完全清楚，但通常认为是由于搔刮不能祛除所有的肉芽组织或上皮化组织，因此不能给蛋白胶作用提供适合的环境。其他影响愈合的因素包括存在残腔或蛋白胶脱落。

### 6.肛瘘栓

肛瘘栓（AFP）是近几年才应用于肛瘘的治疗。AFP 是一种从猪小肠黏膜下层（SIS）提取的生物胶原做成的栓剂。AFP 与宿主损伤部位组织具有较好的生物吸收和相容性，能够为宿主组织细胞和血管生长提供网状支架结构，促使局部组织修复。推荐手术方法如下：瘘管经无菌生理盐水或双氧水冲洗后，AFP 自主管内口插入瘘管，经外口拉出至出现阻力（AFP 完全填充内口部位），剪除多余 AFP；用可吸收缝线将 AFP 缝合固定于内口；剪除外口多余 AFP，存在支管可开放引流。

7.括约肌间瘘管结扎术

术前常规检查排除手术禁忌证。所有患者不进行肠道准备,术前未预防性应用抗生素。患者腰椎麻醉成功后取俯卧折刀位,宽胶带将臀部向两侧牵拉。常规消毒,置无菌巾单。自外口经瘘管注入双氧水确定内口位置,在瘘管内放置探针(马蹄形瘘管因探针难以导入,可不放置)。在经括约肌间部分的瘘管上方沿括约肌间沟做弧形切口,长约 2 cm。切开皮肤、皮下组织后进入括约肌间沟,沿外括约肌表面分离括约肌间沟。确定瘘管后,用直角钳分离出长约 1cm 瘘管。移去探针后用 3-0 可吸收缝线紧邻肛门内括约肌缝扎肌间瘘管内侧。自外口注射双氧水确定瘘管被结扎无误。再尽可能贴近外括约肌边缘缝扎肌间瘘管外侧,并在两个结扎线中间离断瘘管,再次自外口注入双氧水确定外侧瘘管结扎完全。外括约肌外侧瘘管用刮匙彻底搔刮,或采用隧道式挖除,敞开引流。冲洗括约肌间隙,3-0 可吸收缝线间断缝合括约肌间弧形切口。

术后 24 小时内控制排便,无饮食限制。常规静脉滴注抗生素预防感染,并使用大便软化剂 1 周。不坐浴,每天清洁创面并换药至愈合。

# 参 考 文 献

[1] 左尚宝.现代中医基础与临床诊疗[M].青岛:中国海洋大学出版社,2020.

[2] 谢庆斌.实用中医临床诊疗学[M].开封:河南大学出版社,2021.

[3] 吴建林,张安玲.中医痰病理论与临床[M].济南:山东科学技术出版社,2020.

[4] 徐俊伟.实用中医临床治疗要点[M].开封:河南大学出版社,2021.

[5] 崔蒙.中医诊断学[M].北京:中国协和医科大学出版社,2020.

[6] 秦华佗,刘格,陈苑珠.中医临证经验与方法[M].长春:吉林科学技术出版社,2020.

[7] 周素贞.现代疾病中医特色诊疗学[M].开封:河南大学出版社,2021.

[8] 张广宇.中医内科学[M].济南:山东科学技术出版社,2020.

[9] 孙以民.实用中医特色疗法与康复理疗[M].哈尔滨:黑龙江科学技术出版社,2021.

[10] 王少英.临床中医诊疗精粹[M].北京:中国纺织出版社,2020.

[11] 马素红.临床常见病症中医辨治思路与方法[M].北京:中国纺织出版社,2020.

[12] 谢海波.中医内科病诊疗与处方[M].北京:化学工业出版社,2021.

[13] 郭翠华.中医诊断学[M].西安:陕西科学技术出版社,2020.

[14] 赵丽.中医诊断学[M].长沙:中南大学出版社,2021.

[15] 陈新宇,张永涛,潘涛.中医内科学[M].北京:中国中医药出版社,2020.

[16] 李桂.中医临床精要[M].北京:中医古籍出版社,2021.

[17] 史纪增.临床中医诊治精要[M].长春:吉林科学技术出版社,2020.

[18] 杨光.实用中医药学[M].北京:人民卫生出版社,2021.

[19] 李成君.中医临床诊疗辑要[M].昆明:云南科技出版社,2020.

[20] 杨宇峰,滕飞.中医实用技能[M].北京:中国医药科技出版社,2021.

[21] 张晓阳.中医临床诊疗学[M].长春:吉林科学技术出版社,2020.

[22] 杜革术.中医临床诊断与治疗技术[M].西安:陕西科学技术出版社,2022.

[23] 李其信,黄娜娜,曾令斌,等.实用中医疾病诊疗学[M].开封:河南大学出版社,2022.

[24] 王常海,车志英.中医诊断学研究[M].济南:山东科学技术出版社,2021.

[25] 邹丽妍.中医内科临床实践[M].长春:吉林科学技术出版社,2020.

[26] 周仲瑛.中医临证技巧[M].北京:中国中医药出版社,2021.

[27] 刘俊,刘爱平.实用中医临床手册[M].北京:化学工业出版社,2020.

[28] 麦建益,何锦雄,马拯华,等.常见病中医诊断与治疗[M].开封:河南大学出版社,2022.

[29] 王玉光,史锁芳.中医内科学[M].北京:人民卫生出版社,2020.

[30] 黄福忠.中医诊治常见疾病[M].成都:四川科学技术出版社,2021.

[31] 孙喜灵,于东林.中医精准辨证论治学[M].北京:中国中医药出版社,2022.

[32] 周仲瑛.中医内科汇讲[M].北京:中国中医药出版社,2021.

[33] 苏新民.中医基础理论[M].西安:西安交通大学出版社,2022.

[34] 薛天奎.中医临床方剂[M].天津:天津科学技术出版社,2021.

[35] 刘书敏.临床常见疾病中医诊疗精粹[M].济南:山东大学出版社,2022.

[36] 王爱华,吕柳,王海隆.基于脏腑风湿理论探讨达原饮论治痹病[J].中国中医药信息杂志,2022,29(5):131-133.

[37] 吕依妍,李寒冰,马晓庆,等.采用复合因素建立内热消渴小鼠模型的特点分析[J].中国组织工程研究,2022,26(8):1187-1193.

[38] 王琳,桂沛君,谢瑛.经颅直流电刺激在肥胖治疗中的应用进展[J].中国康复医学杂志,2022,37(4):571-575.

[39] 邓丹,廖若夷,许畅.辨证耳穴压豆联合肝病治疗仪辅助治疗肝郁脾虚型慢性乙型病毒性肝炎患者胁痛的临床疗效观察[J].中医临床研究,2022,14(30):122-125.

[40] 于婧辉,黄婷,杨风利.仙方活命饮加减联合肛周熏洗仪在肛痈术后治疗中的疗效观察[J].中国中西医结合急救杂志,2022,29(4):487-490.